LEÇONS

SUR

L'ASPHYXIE.

LEÇONS

SUR

L'ASPHYXIE,

L'HYGIÈNE DES GENS DE MER, LA MÉDECINE ET LA PETITE CHIRURGIE DE BORD.

FAITES A CALAIS, SOUS LES AUSPICES DE LA SOCIÉTÉ
HUMAINE DE CETTE VILLE ET DE LA SOCIÉTÉ
GÉNÉRALE DES NAUFRAGES,

Par J.-B. BOULENGER, DOCTEUR EN MÉDECINE.

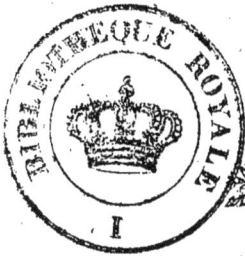

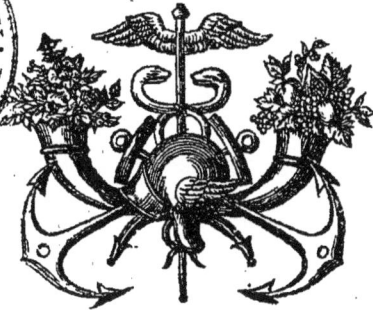

CALAIS.
IMPRIMERIE DE D. LE ROY, RUE DES BOUCHERIES.

1842.
1843

LEÇONS SUR L'ASPHYXIE,

L'HYGIÈNE DES GENS DE MER,

LA MÉDECINE ET LA PETITE CHIRURGIE DE BORD.

———————

PREMIÈRE LEÇON.

————

Messieurs,

Si le courage et le dévouement suffisaient pour atteindre le but
que se proposent les Sociétés Humaines et la Société Générale des
Naufrages, les notions que je suis appelé à vous exposer seraient
un véritable hors-d'œuvre. Le courage de notre population mari-
time a fait depuis long-temps ses preuves ; et sans citer nombre
de faits récens, ce qui pourrait alarmer la modestie de quelques-
uns de mes auditeurs, il me suffira de rappeler à votre souvenir
Gavet et Mareschal, ces intrépides marins dont la cité est fière à
juste titre, pour vous convaincre que toujours dans notre ville
l'amour de l'humanité anima tous les cœurs, et que le dévouement
pour le salut de ceux dont la vie est en danger y fut naguères,
comme de nos jours, considéré comme un devoir sacré.

Mais il ne suffit pas d'arracher aux flots le pauvre marin battu
par la tempête, ou l'imprudent baigneur qui présumait trop de ses
forces ; bien souvent vos efforts ne parviendront à sauver qu'un
corps recélant à peine quelques étincelles de vie, et dont la mort

s'emparerait bientôt, si des secours prompts et efficaces ne lui étaient administrés. Ce sont ces secours que je dois vous faire connaître : je n'ai pas besoin d'en faire ressortir ici l'importance ; le but qu'ils sont appelés à atteindre vous en démontre l'utilité.

En discutant les différentes ressources que l'art possède pour rappeler les asphyxiés à la vie, je ne perdrai pas de vue qu'étrangers à la science, vous vous préoccupez moins de spéculations théoriques que des applications pratiques qui en découlent et dont vous pouvez faire votre profit. C'est vous dire que je serai sobre d'explications, et qu'avant tout, je m'efforcerai de vous mettre à même d'être utiles.

Les méthodes curatives applicables à l'asphyxie ne sont pas toutes également recommandables ; plusieurs méritent peu d'attention de votre part ; je passerai légèrement sur elles, pour insister sur les moyens dont l'expérience a sanctionné les bons effets ; je vous recommanderai de préférence ceux qui sont innocens par eux-mêmes, et qui ne peuvent avoir de résultats fâcheux, fussent-ils employés par des mains inhabiles ou imprudentes. J'aurai soin de vous signaler aussi les procédés qui peuvent être d'une application dangereuse et de vous en indiquer les inconvéniens ; ainsi prévenus, vous serez sur vos gardes et ne vous exposerez pas dans la suite à nuire en y ayant recours.

Tel sera le cours sur l'asphyxie ; mais la Société Générale des Naufrages n'a pas borné la tâche de ses professeurs à faire apprécier à leurs auditeurs l'importance et le mode d'action des secours à donner aux noyés et asphyxiés ; elle a embrassé un cadre plus étendu, et a voulu qu'ils leur fissent en même temps l'exposé des notions d'hygiène, de médecine et de petite chirurgie nécessaires aux marins qui naviguent sur les bâtimens qui ne comptent pas de médecin dans leur équipage. Je me conformerai à ce programme ; je ferai suivre mon cours sur l'asphyxie de leçons ayant pour objet les connaissances indispensables aux marins qui veulent pouvoir administrer à leur compagnons blessés ou malades les secours que leur état réclame.

Avant de commencer nos études sur l'asphyxie, je crois devoir vous présenter quelques considérations propres à vous donner une juste idée de cet état morbide et du mode d'action des moyens curatifs qu'on lui oppose. Ces préliminaires auront pour objet les phénomènes vitaux dont l'asphyxie entraîne l'altération ou la suspension. Je tâcherai, d'ailleurs, que cet exposé soit aussi clair et aussi laconique que possible.

La vie est le résultat de phénomènes nombreux et fort complèxes qui se passent dans les organes ; ces phénomènes s'appellent fonctions. Les unes servent à entretenir la vie propre de l'individu ; ce sont les fonctions organiques ; les autres le mettent seulement en rapport avec le monde extérieur, ce sont les fonctions de relation. L'importance de ces actes vitaux est loin d'être la même ; l'individu peut vivre quelque temps sans que les fonctions de relation s'exercent ; l'interruption des fonctions organiques amène nécessairement la mort.

Les phénomènes vitaux s'exécutent tous sous la dépendance d'un système organique spécial, composé d'une masse centrale et d'une multitude de cordons de plus en plus déliés, qui pénètrent intimement la substance de toutes les parties du corps. Ce système, excitateur des actes vitaux, se compose du cerveau, de la moëlle épinière, et des nerfs. Son ensemble porte le nom de système nerveux. Son action physiologique s'appelle *innervation*.

Pour qu'une fonction quelconque s'exécute, il faut que les épanouissemens nerveux qui se distribuent à l'organe qui en est chargé, soient en communication non-interrompue avec les centres nerveux et que ceux-ci jouissent de leur plénitude d'action. Si l'une ou l'autre de ces conditions n'est pas remplie, l'organe perd immédiatement les propriétés vitales que la nature lui a départies. L'influence nerveuse est donc indispensable aux organes pour qu'ils remplissent leurs fonctions ; la cessation de cette influence entraîne leur paralysie et l'abolition de tous leurs actes physiologiques.

Le liquide essentiellement nutritif (*chyle*) qui résulte de la digestion, après avoir été absorbé dans l'intestin, se trouve versé dans le système veineux, où il se mêle avec le sang et la lymphe qui ont fourni les matériaux de la nutrition générale, des sécrétions, des exhalations, etc. Impropres à réparer les pertes du corps, même après leur mélange avec le chyle, ces liquides doivent, pour devenir nutritifs, subir une nouvelle élaboration dans un organe à ce destiné (*le poumon*), et par l'action d'un agent particulier (*l'air atmosphérique*). Mais pour que cette élaboration ait lieu, il faut que le liquide des absorptions soit porté dans le poumon et mis en rapport avec l'air qui doit le modifier. Ce transport est le résultat d'une autre fonction organique que l'on nomme *circulation*.

Sous l'influence des contractions du cœur et de l'action propre des veines, le liquide des absorptions chemine de la périphérie au centre et arrive dans les cavités droites de l'organe central de la circulation. Les contractions de ces cavités ont pour effet de porter dans le tissu du poumon la masse de sang veineux qui afflue à chaque instant dans l'oreillette droite. L'air atmosphérique exerce sur le liquide son action vivifiante et modifie sa nature ; il passe alors dans les dernières ramifications des vaisseaux qui sont chargés de le ramener dans les cavités gauches du cœur ; celles-ci se contractent à leur tour et le chassent dans le système artériel, qui le porte dans toutes les parties du corps ; dont il répare les pertes et entretient les fonctions.

La transformation du sang veineux en sang artériel ou assimilable, dont je viens de vous parler, est connue en physiologie sous le nom d'*hématose* ; la fonction qui l'opère s'appelle *respiration*.

Parmi les organes affectés à cette fonction, les uns servent à faire pénétrer l'air dans l'intérieur de la poitrine ; ce sont les appareils osseux et musculaire dont se compose la cavité du thorax ; les autres sont destinés à être le récipient du sang veineux et de l'air qui doit le vivifier, ce sont les poumons.

Les phénomènes mécaniques de la respiration se composent de *l'inspiration* et de *l'expiration*. Voici de quelle manière ces actes s'exécutent. Dans l'inspiration, la poitrine s'agrandit en tous sens ; verticalement par l'abaissement du muscle diaphragme ; d'avant en arrière et latéralement, par l'élévation des côtes qui résulte de la contraction des muscles inspirateurs. La capacité de la poitrine se trouvant ainsi augmentée, l'air extérieur s'y précipite absolument comme il le fait dans l'intérieur d'un soufflet dont on écarte les branches. L'expiration a lieu aussitôt que les muscles inspirateurs cessent de se contracter. La cavité pectorale reprend alors les dimensions qu'elle avait avant l'inspiration ; l'air inspiré est poussé au-dehors, pour faire place à celui qu'une inspiration nouvelle doit faire pénétrer dans les bronches.

Lorsque par le fait de l'inspiration, l'air pénètre dans les ramifications bronchiques et se trouve en rapport avec le sang veineux, le phénomène que j'ai désigné tout à l'heure sous le nom d'hématose, se produit aussitôt. Le sang des artères pulmonaires, de noir et impropre à la nutrition qu'il était, devient rouge vermeil et parfaitement assimilable. Il perd une partie de son carbone et acquiert une proportion plus grande d'oxygène. L'air, qui renfermait 79 parties d'azote, 21 parties d'oxygène et quelques atomes d'acide carbonique, se trouve privé d'une très-notable quantité d'oxygène, laquelle est remplacée par une proportion équivalente d'acide carbonique. L'air inspiré et le sang veineux ont donc été modifiés dans leur composition chimique par leur mutuel contact, et le résultat de cette réaction est, d'une part, la transformation du sang veineux en sang artériel; de l'autre, l'altération de la pureté de l'air, qui dès-lors perd une partie de ses propriétés vivifiantes.

Poussé, comme je vous l'ai dit, par les contractions du ventricule gauche, dans le parenchyme de tous les organes, le sang artériel n'est pas seulement employé à leur nutrition; il sert encore à y dégager le calorique en vertu duquel le corps conserve sa température indépendante, sa chaleur propre; de sorte qu'il se trouve être la source principale de la fonction connue sous le nom de *calorification*.

Je ne vous entretiendrai pas des nombreuses théories à l'aide desquelles on a cherché à expliquer la chaleur animale; il vous suffira de savoir que la température propre du corps est proportionnelle à l'activité et au développement des organes respiratoires. Ce fait physiologique est démontré par cette observation d'anatomie comparée, que dans la série des animaux, l'élévation de la température est en raison de l'étendue de la respiration; et par cette expérience de Brodie, que chez tous les animaux, la chaleur du corps diminue en raison directe de la gêne que l'on détermine dans l'exercice de la respiration.

Nous déduirons d'importantes conséquences pratiques de ce qui précède, lorsque je vous entretiendrai des moyens propres à rétablir la chaleur des noyés, et que je vous exposerai la théorie de l'asphyxie par le froid.

Condition essentielle de l'entretien de la vie, l'hématose pulmonaire ne peut avoir lieu que quand les fonctions circulatoires et

respiratoires s'exercent dans toute leur intégrité et que l'influence
nerveuse ne leur fait pas défaut. Un ou plusieurs de ces actes
vitaux viennent-ils à s'interrompre, la transformation artérielle
du sang cesse à l'instant même ; des accidens formidables se développent, et la vie se trouve gravement compromise. Cet ensemble
de phénomènes morbides a reçu des pathologistes le nom d'*asphyxie;* celle-ci n'est donc, en dernière analyse, *qu'une suspension
des fonctions d'hématose pulmonaire, accompagnée le plus souvent
de mort apparente.*

Voici maintenant comment il est possible de s'expliquer les
symptômes qui s'observent chez les asphyxiés. Dans l'interruption
des phénomènes chimiques du poumon, dit Bichat, il y a affection
générale de toutes les parties ; le sang noir, poussé partout, porte
sur chaque organe l'affaiblissement et la mort ; ce n'est pas faute
de recevoir du sang, mais faute d'en recevoir du rouge que chacun
cesse d'agir ; en un mot, tous se trouvent alors pénétrés de la
cause matérielle de leur mort.

L'action stupéfiante du sang non oxygéné qui se trouve dans les
artères agit en même temps sur tous les organes, mais n'amène
pas la cessation simultanée de leurs fonctions. D'après l'auteur que
je viens de citer, la mort survient chez les asphyxiés de la manière
suivante : 1º interruption des phénomènes chimiques du poumon ;
2º suspension nécessairement subséquente de l'action cérébrale ;
3º cessation des sensations, de la locomotion volontaire, par la
même raison de la voix et des phénomènes mécaniques de la
respiration ; 4º anéantissement de l'action du cœur et de la circulation générale ; 5º terminaison de la circulation capillaire, des
sécrétions, de l'exhalation, de l'absorption et consécutivement de
la digestion ; 6º cessation de la chaleur animale, qui n'abandonne
le corps que lorsque tout a cessé d'y être en activité.

Tous les agens capables de mettre obstacle à la respiration, à la
circulation pulmonaire ou à l'influx nerveux, peuvent, quand ils
exercent leur action sur l'organisme, amener l'interruption de
l'hématose et déterminer par cela même l'asphyxie. L'étude de ces
causes a une grande portée pratique et mérite toute votre attention ; de leur examen découlent fréquemment les moyens thérapeutiques qui doivent être mis en usage. Cette considération a
porté la plupart des nosographes à prendre pour base de leurs

classifications la nature des causes qui amènent les accidens asphyxiques.

En adoptant cette division, qui nous paraît bonne, nous serons conduits, avec les auteurs du *Compendium de médecine pratique*, à classer les asphyxies de la manière suivante :

Asphyxies par :

1º Obstacle mécanique qui agit en dehors des voies respiratoires.—Compression des parois pectorales à l'extérieur.

2º Obstacle mécanique qui obstrue les voies respiratoires.— Strangulation.—Corps étrangers dans le canal aérien.

3º Privation d'air dans le milieu ambiant. —Submersion.— Raréfaction de l'air.

4º Arrêt dans la circulation pulmonaire. —Congélation. — Syncope.

5º Suppression de l'influx nerveux.—Sidération par action de la foudre.

6º Respiration de gaz contraires à l'hématose, n'ayant point d'action toxique, comme le gaz azote et l'hydrogène.

7º Respiration de gaz contraires à l'hématose, ayant une action délétère, tels que l'acide carbonique, le gaz de l'éclairage, le chlore, l'hydrogène sulfuré, etc.

8º Asphyxie des nouveau-nés.

La cause occasionnelle de l'asphyxie et le temps pendant lequel elle a agi, ont une immense influence sur le danger que court l'asphyxié. Ainsi il est des asphyxies nécessairement mortelles ; ce sont celles qui sont déterminées par des agens dont l'art ne peut neutraliser l'action ; l'asphyxie par une cause mécanique qui ne peut être détruite est dans ce cas. Toutes choses égales d'ailleurs, l'asphyxie produite par l'inspiration d'un gaz délétère est plus grave que celle qui est le résultat de l'action d'un fluide élastique non respirable, mais non toxique. La raison de cette différence est que, dans le premier cas, l'individu est à la fois asphyxié et empoisonné, tandis qu'il est seulement asphyxié dans le second. —L'asphyxie par défaut d'air dans le milieu ambiant est la moins dangereuse ; elle cesse aussitôt qu'on rétablit la respiration, à moins qu'elle ne se soit prolongée assez long-temps pour éteindre toutes les sources de la vie.

Lorsque l'on cherche à savoir en combien de temps les causes asphyxiantes peuvent amener la mort, il faut tenir compte de la soustraction plus au moins complète d'air à laquelle le sujet se trouve soumis. Dans les cas où toute inspiration est suspendue, la mort est plus prompte que dans ceux où l'air peut encore pénétrer dans les bronches. En général, la mort survient d'autant plus rapidement que la cause asphyxiante est plus énergique; plus l'asphyxie a eu lieu d'une manière lente, plus long-temps l'individu conserve la faculté d'être rappelé à la vie.

Enfin on doit baser sur la constitution du sujet, sur son état de santé ou de maladie et sur son âge, le pronostic de l'asphyxie. Les vieillards et les enfans succombent plus promptement que les adultes, parce qu'il y a moins de résistance vitale aux causes délétères chez les premiers, et un besoin plus impérieux d'hématose chez les seconds. Plusieurs affections maladives peuvent en outre résulter de l'accident dont nous parlons, et elles sont d'autant plus graves, qu'elles sévissent sur un organisme épuisé ou déjà malade.

Le traitement de l'asphyxie ne peut être étudié d'une manière générale ; il varie suivant la cause asphyxiante qui a déterminé l'accident.

Telles sont les considérations que je me suis proposé de vous présenter dans cette leçon. Si peu étendues qu'elles soient, elles suffiront, je pense, pour vous mettre à même de profiter de ce que je dirai dans la suite des divers accidens asphyxiques, de leurs causes, de leurs effets et des secours qu'ils réclament.

DEUXIÈME LEÇON.

Nous commençons aujourd'hui, Messieurs, l'étude des différentes espèces d'asphyxie; objet principal du cours, l'asphyxie par submersion nous occupera d'abord. Nous la choisissons comme type de nos développemens théoriques et pratiques, parce que c'est incontestablement la plus fréquente; que les moyens qu'on lui oppose sont, en général, applicables aux autres asphyxies, et que l'examen de ces moyens terminé, nous n'aurons plus qu'à vous indiquer les procédés spéciaux que réclame chacune d'elles en particulier.

Pour être étudiée d'une manière complète, l'asphyxie par submersion devrait être considérée sous le point de vue de ses causes, de ses symptômes, des altérations organiques qu'elle entraîne, de son pronostic, de ses complications et de son traitement. Nous ne suivrons pas néamoins cette division; le but essentiellement pratique de ce cours nous autorise à laisser de côté tout ce qui est purement scientifique et sans application. Il nous suffira d'insister sur les points qui peuvent fournir des indications curatives et vous mettre à même d'employer, avec connaissance de cause, les méthodes de traitement que je vous indiquerai.

La cause principale de l'asphyxie par submersion vous est indiquée par sa dénomination. Les noyés périssent, non comme on le croyait jadis, parce qu'ils ont avalé beaucoup d'eau, mais parce qu'ils se trouvent dans un milieu tel que la respiration ne peut plus s'y entretenir. Cependant je ne dois pas vous laisser ignorer que l'empêchement que le séjour sous l'eau apporte à l'exercice de la respiration, n'est probablement pas la cause unique de leur mort. J'ai la persuasion que la perturbation nerveuse et la déperdition de chaleur que la submersion occasionne doivent contribuer à accélérer l'asphyxie et à hâter la mort des submergés. N'est-ce pas par suite de ces circonstances que les noyés meurent plus promptement pendant l'hiver, et que les patineurs qui passent sous la glace sont si rarement rappelés à la vie?

Il vous importe aussi de savoir que l'asphyxie par submersion proprement dite est quelquefois étrangère à la mort des noyés. L'observation a démontré que plusieurs succombent à un état syncopal ou spasmodique, résultat de l'impression de terreur que fait naître la perspective d'un danger pressant et inévitable. D'autres meurent d'une congestion sanguine vers le cerveau. On en a vu périr par suite de la rupture d'un anévrisme du cœur. Dans certaines circonstances, le liquide dans lequel a lieu la submersion devient une cause de mort en raison de ses propriétés délétères ; l'asphyxie est alors précédée d'empoisonnement méphitique. Dans un cas de submersion dont j'ai été témoin en 1827, l'asphyxie a été toute mécanique. L'individu était ivre au moment de sa chute dans l'eau ; il fut pris de vomissemens, ferma probablement la bouche pour ne point avaler le liquide dans lequel il se trouvait, et força ainsi les matières expulsées de l'estomac à refluer vers l'intérieur. Il en résulta qu'un fragment de viande pénétra dans les voies aëriennes et amena une suffocation immédiate. Enfin le noyé, en tombant à l'eau, peut se faire des blessures tellement graves, qu'elles entraînent une mort pour ainsi dire instantanée.

Les particularités que je viens de vous indiquer, et d'autres sur lesquelles j'insisterai plus tard, expliquent les différences que l'on observe dans l'efficacité des moyens mis en usage pour rappeler les noyés à la vie, abstraction faite du temps pendant lequel a duré la submersion et la rapidité de la mort de certains submergés. Aucun signe positif ne décèle d'ailleurs l'existence de la plupart de ces complications; l'ouverture du cadavre peut seule les révéler.

L'asphyxie par submersion est si commune et si grave par elle-même, que rien de ce qui peut la prévenir ne devrait être négligé. Les mesures propres à atteindre ce but ne sont malheureusement pas du ressort des particuliers et des sociétés humaines; elles dépendent, quant à leur exécution, des administrations locales. Je n'ai pas cru, toutefois, devoir les passer sous silence. Mes paroles éveilleront peut-être l'attention sur un sujet aussi important; l'intervention de la société humaine ne nous manquera pas et la sollicitude de nos magistrats fera le reste.

En recherchant les causes qui occasionnent le plus souvent l'asphyxie par submersion, on est conduit aux moyens suivans, de la prévenir. (1) 1o Elever des parapets sur les bords les plus fréquentés et les plus escarpés des étangs, des canaux, des rivières; garnir de chaînes le bord des bassins des ports, etc.; 2o éclairer les lieux dangereux pendant la nuit; 3o indiquer par des poteaux munis d'inscriptions, des bouées ou des chapelets flottans, les lieux ou existent des courans rapides, des remous, des sables mouvans, etc.; 4o interdire aux baigneurs la fréquentation de ces lieux; 5o indiquer dans la saison des bains les endroits où l'on peut se baigner sans danger et empêcher qu'on prolonge les bains jusqu'à la nuit close; 6o élever dans tous les endroits ou se réunissent les baigneurs des ptoeaux sur lesquels seront affichées les régles d'hygiène et les précautions à prendre pour éviter tout danger; 7o surveiller les enfans d'une manière toute particulière, leur défendre de pêcher sur des bateaux, des trains de bois, ou de naviguer seuls sur des batelets, des planches, etc.; (2) 8o ne permettre à personne de marcher sur la glace avant que sa solidité ait été constatée; indiquer, par un signe visible de loin, les endroits où elle n'acquiert jamais une grande épaisseur; y interdire tout séjour dès le commencement

(1) Ce qui suit est extrait en grande partie de l'ouvrage de M. Marc sur les secours à administrer aux noyés et asphyxiés.

(2) La Société Genérale des Naufrages, pour prévenir les nombreux accidens qui résultent des promenades sur l'eau faites par des personnes inexpérimentées, a prié M. le Préfet de police de ne délivrer de permis pour la navigation d'agrément, qu'aux personnes qui justifieront avoir ménagé à leur bord deux kilog. de liége par individu.

du dégel; 9° faire en sorte que les sauveteurs attachés à la société humaine soient constamment à portée de secourir les baigneurs et les patineurs en danger.

Ces dispositions, que l'on pourrait modifier suivant les lieux et les circonstances, seraient, sans nul doute, éminemment utiles et préviendraient bien des accidens, si elles étaient mises en vigueur; nous les recommandons de nouveau à l'attention de l'autorité.

Lorsqu'un individu est submergé ou sur le point de l'être, tout doit être mis en usage pour lui porter les secours dont il a un si urgent besoin. Ces secours, pour être utiles, doivent être aussi prompts que possible. Vous le savez, moins un noyé a séjourné dans l'eau, plus il y a de chances de le rappeler à la vie; un retard de quelques minutes peut être la cause de sa mort. Si vous êtes bien pénétrés de cette vérité, vous apprécierez l'extrême utilité des divers moyens de sauvetage que possède la société humaine et vous mettrez encore plus de zèle que par le passé, à en user, toutes les fois que les circonstances l'exigeront.

Il ne m'appartient pas de m'occuper ici des moyens de sauvetage. Vous savez mieux que moi d'après quels principes est construit un bateau insubmersible et de quelle manière il doit être dirigé. Vous savez également de quelle utilité peuvent être les mortiers, les grenadiers, les fusées de sauvetage; comment on fait un radeau extemporané au moyen d'une planche, d'un bout de corde et de deux tonneaux; quels peuvent être les avantages des nautiles, des bouées, etc., etc. Vous trouverez d'ailleurs tout ce qu'il est important de savoir sur ce sujet dans l'instruction publiée par M. Godde de Liancourt.

Lorsque tous les efforts tentés pour porter secours aux naufragés ou aux baigneurs en danger sont restés sans succès, et que la submersion a eu lieu, il faut de suite se livrer à la recherche des corps submergés. C'est le cas ou jamais de faire un appel au dévouement des sauveteurs qui savent plonger. Si cette précieuse ressource manque, il faut procéder au *repêchage* avec les précautions convenables. Les instrumens destinés à cette opération doivent être, autant que possible, de nature à ne pas blesser les noyés et à ne pas ajouter une nouvelle cause de mort à celle que l'on veut leur éviter, comme cela peut arriver avec les crocs aigus et les gaffes dont on se sert communément.

Plusieurs instrumens de *repêchage* ont été inventés à diverses époques. Les plus recommandables sont le crochet à *quatre branches mousses* qu'a fait connaître la Société Humaine de Hambourg; la drague à cuillière de Charrière et le filet du docteur Leroy d'Etiolles. Vous trouverez la description et les figures de ces instrumens dans l'ouvrage déjà cité ou dans celui du docteur Marc. Vous pourrez également les consulter pour vous faire une idée des divers bateaux destinés au sauvetage des personnes submergées dans l'eau recouverte de glace.

On a cherché aussi à utiliser l'admirable instinct des chiens de Terre-Neuve pour la recherche des noyés. La Société Humaine de Londres en entretient plusieurs qui ont déjà rendu de grands services. Il serait à désirer qu'on suivît son exemple en France.

Lorsqu'à l'aide des moyens de sauvetage dont je viens de vous parler, on est parvenu à retirer un noyé de l'eau, faut-il le transporter du lieu de l'accident à la barraque de secours, ou bien déplacer la caisse qui s'y trouve pour la porter au lieu même où gît le submergé?

A mon avis, le noyé doit être transporté à l'établissement de sauvetage, et voici pourquoi :

Il faut la moitié moins de temps pour porter le noyé au lieu de secours, que pour y aller chercher la boîte de sauvetage et l'apporter sur le lieu de l'accident.

On réchaufferait moins facilement le noyé à l'air libre que dans l'entrepôt, et les secours qui remplissent d'autres indications ne seraient pas aussi méthodiquement administrés.

Il pourrait se faire, enfin, que deux noyés dussent être secourus en même temps, tout en ayant été recueillis en des endroits différens. Il faudrait, dans ce cas, avoir deux appareils de secours et un nombre double de secouristes, ce qui est loin de se rencontrer dans toutes les localités.

Il faut donc que le noyé soit transporté à l'établissement de secours. Cette translation doit être faite sans perte de temps et avec quelques précautions que je vais vous indiquer.

Le noyé sera porté sur le brancard à ce destiné, et à son défaut, sur les bras, sur les mains, sur une échelle, etc. Il sera un peu penché sur le côté droit, la poitrine et la tête beaucoup plus élevées que le reste du corps. Il sera mis à l'abri de l'impression

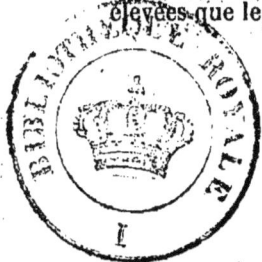

2

immédiate de l'air. On débarrassera avec soin l'intérieur de la bouche des mucosités qui pourraient la remplir et s'opposer à la libre entrée de l'air dans la poitrine. On enlèvera promptement ses vêtemens mouillés et on entourera le corps de couvertures de laine, de foin ou de paille, s'il y a une grande distance à parcourir pour se rendre à l'entrepôt; dans le cas contraire, il vaudra mieux ne le deshabiller qu'après son arrivée dans l'établissement de secours; en agissant ainsi, on courra moins de risques de voir augmenter le refroidissement.

Nous bornerons ici nos réflexions sur les causes de la mort des noyés, les moyens de sauvetage et le transport des personnes submergées, pour arriver de suite à la partie essentiellement médicale de ce cours, c'est-à-dire à l'exposition des moyens de traitement que réclame l'asphyxie par submersion.

De funestes préjugés ont long-temps régné relativement au sujet qui va nous occuper. Comme la plupart des erreurs populaires qui se rapportent à l'art de guérir, ces préjugés ont été la conséquence de fausses théories adoptées primitivement par la science, de la généralisation de quelques observations isolées, ou de l'interprétation erronée de faits physiologiques et de symptômes mal observés. Ainsi l'on crut long-temps que les noyés mouraient suffoqués par l'eau qu'ils avaient avalée, et pour la leur faire rendre, on les suspendait par les pieds, on les roulait plus ou moins long-temps dans un tonneau, et en désespoir de cause, on les gorgeait d'émétique. Quelques faits épars portèrent certains auteurs à penser que les submergés succombaient toujours par suite d'une congestion cérébrale ou d'une apoplexie, et ils s'autorisèrent de cette idée pour conseiller dans tous les cas la saignée et les autres émissions sanguines. D'autres ayant supposé que la mort avait lieu surtout sous l'influence d'un perturbation du système nerveux, suivie de collapsus, conseillèrent l'électricité et le galvanisme comme particulièrement aptes à réveiller l'action nerveuse tombée dans la torpeur, et par suite, rappeler les noyés à la vie.

Il est inutile de vous dire, Messieurs, combien il importe de ne pas se laisser séduire par ces théories décevantes. La science doit rejeter ce qui ne peut être prouvé. Il faut, pour être autorisé à employer un moyen thérapeutique, qu'il ait la sanction de

l'expérience, que l'on ait été amené à le conseiller par de rigoureuses déductions physiologiques, l'observation des symptômes
ou l'expérimentation sur les animaux vivans.

C'est en adoptant cette marche qu'ont été jetées les bases du
traitement applicable aux noyés que l'on met actuellement en
usage. C'est ainsi que l'on prescrit la chaleur artificielle, les frictions, etc., pour faire revivre la température normale du corps;
que l'on emploie l'insufflation pulmonaire pour rétablir la respiration et que l'on met en usage les fumigations irritantes, poussées dans l'intestin, pour réveiller l'action contractile du cœur
et le mouvement péristaltique du canal digestif.

L'appréciation de l'efficacité des moyens curatifs applicables à
l'asphyxie par submersion, n'est pas aussi facile qu'on pourrait le
supposer tout d'abord. Comme ces moyens sont nombreux et
presque toujours appliqués simultanément, il est souvent à peu
près impossible de signaler celui auquel est dû le retour à la vie;
il en résulte que les hommes de l'art ne sont pas toujours demeu-
rés d'accord sur l'utilité de telle ou telle méthode curative. Cela
explique comment l'action des fumigations de tabac, de l'électricité, de l'insufflation, etc., a été vantée par les uns et dépréciée
par les autres. Nous aurons à faire un choix entre ces opinions
opposées, lorsque nous nous occuperons de chaque moyen cura-
tif en particulier, et nous nous efforcerons de ne nous laisser guider que par la logique et les faits.

Si nous cherchons actuellement à trouver les principes qui doivent nous guider dans le traitement de l'asphyxie par submersion,
nous nous rappellerons les notions précédemment exposées sur sa
nature, ses causes et ses résultats, et nous nous trouverons conduits à poser les indications suivantes :

1º *Rétablir la respiration.* — 2º *Ranimer l'action contractile du
cœur et par suite la circulation.* — 3º *Faire renaître la chaleur
normale du corps.*

Nous commencerons dans la prochaine séance l'examen des
moyens propres à remplir ces indications.

TROISIÈME LEÇON.

Les indications que j'ai énoncées en terminant la dernière séance ne sont, vous ai-je dit, qu'une conséquence des notions que vous avez précédemment acquises sur la nature de l'asphyxie des noyés. La respiration, la circulation et la calorification étant interrompues chez eux, vous devez, pour voir vos soins couronnés de succès, diriger tous vos efforts vers le rétablissement de ces fonctions. Il existe, au reste, une telle connexion entre ces actes vitaux, qu'ils cessent et se rétablissent en même temps, et que les moyens propres à faire renaître l'un d'eux sont presque toujours aptes à ranimer les autres; de telle sorte que plusieurs indications essentielles se trouvent remplies par les mêmes procédés curatifs. J'aurai plus tard l'occasion de revenir sur cette connexité et de déduire les conséquences pratiques qui en dérivent.

§ Ier.— RÉTABLISSEMENT DE LA RESPIRATION.

Les noyés succombant, dans la majorité des cas, parce qu'ils se trouvent dans un milieu privé de l'élément respirable, la première idée qui se présente à l'esprit, lorsqu'on est appelé à les secourir, est de chercher à rétablir la respiration. Les procédés conseillés pour atteindre ce but tendent tous à faire pénétrer l'air dans les poumons, soit en l'y poussant au moyen de la manœuvre nommée insufflation; soit en l'y attirant par le resserrement et la dilatation alternatifs de la cavité pectorale ; soit en l'y faisant pénétrer en pratiquant une ouverture à la trachée ; soit, enfin en stimulant la contractilité du diaphragme.

INSUFFLATION PULMONAIRE.

Le plus simple de tous les moyens de pratiquer l'insufflation est d'appliquer la bouche à celle du noyé et de souffler l'air qui sort des poumons, en ayant soin de lui boucher préalablement les narines. Ce procédé a été employé dès la plus haute antiquité; il en est fait mention dans les livres saints ; il est recommandé par presque tous les auteurs qui ont écrit sur l'asphyxie et a été mis en pratique avec des succès au moins apparens. Nous verrons bientôt, en parlant de l'insufflation à l'aide d'instrumens, jusqu'à quel point on peut compter sur son efficacité. Dans tous les cas, la répugnance qu'il inspire aux secouristes fait qu'il est rarement employé, bien qu'il soit indiqué dans la plupart des instructions publiées par les gouvernemens et les sociétés humaines.

De nombreux appareils ont été inventés pour suppléer au mode d'insufflation dont je viens de vous entretenir. On emploie à cet effet des tubes, des canules, des sondes de longueur et de forme diverses, en bois, en métal, en caoutchouc, etc., que l'on introduit dans le larynx. Ces instrumens sont destinés à conduire dans les bronches l'air insufflé à l'aide d'un soufflet, d'une pompe ou de la bouche. Je ne m'appesantirai pas sur l'usage que l'on peut faire de ces appareils. Plusieurs sont si compliqués, que plus d'un homme de l'art serait fort embarrassé de s'en servir. Tous ont d'ailleurs des inconvéniens assez graves pour que je croie devoir vous en déconseiller l'usage, bien qu'ils fassent partie des boîtes de secours. Les considérations suivantes suffiront, je l'espère, pour justifier cette proscription.

Le docteur Albert a vu des animaux asphyxiés, qu'on laissait sans secours, revenir spontanément à la vie, après un temps plus ou moins long, tandis que d'autres de même espèce et de même force, qui se trouvaient dans des conditions semblables, ont succombé après avoir été soumis à une insufflation plus ou moins prolongée. Or, si, comme il est rationel de le faire, on conclut

des animaux à l'homme, il résulte de ces expériences que l'insufflation, loin d'être utile aux asphyxiés, paraît, au contraire, exercer sur eux une pernicieuse influence.

Je sais que d'autres expérimentateurs sont arrivés à des résultats opposés, en agissant comme l'avait fait le docteur Albert ;
mais ces expériences n'infirment pas d'une manière absolue celle
de ce médecin ; tout au plus font-elles naître quelques doutes sur
l'action nuisible du moyen expérimenté, sans démontrer en aucune manière la réalité de ses bons effets.

En second lieu, je pose en fait qu'il est à peu près impossible
aux gens du monde d'introduire une canule dans le larynx. En
effet, l'ouverture supérieure de cet organe est disposée de telle
manière chez les noyés, qu'elle se trouve, pour ainsi dire, bouchée
par une sorte d'opercule nommé épiglotte. Pour qu'un corps
solide puisse pénétrer dans le larynx, il faut que l'épiglotte soit
relevée, en attirant la langue hors de la bouche ou en abaissant
fortement sa base. Or, cette manœuvre ne peut être exécutée chez
la plupart des noyés, parce qu'ils ont, en général, les dents fortement serrées. Mais en supposant même l'épiglotte relevée, le bec
de la canule doit cheminer le long de cet organe sans l'abaisser de
nouveau et franchir les lèvres très-rapprochées de la glotte, sans
blesser ni dilacérer ces parties. Vous appréciez, je pense, la difficulté de cette opération ; elle ne saurait être convenablement
exécutée que par les personnes qui ont des notions exactes sur les
dispositions anatomiques de l'arrière-bouche et du larynx ; elle ne
peut donc être confiée à des mains inexpérimentées ou imprudentes.

En admettant que les difficultés que je viens de signaler n'existent pas, des considérations d'un autre ordre s'opposent encore à
ce que cette manœuvre soit confiée au premier venu. Les belles
recherches de M. Leroy d'Etiolles ont démontré que l'air, poussé
avec une certaine force dans les bronches, peut amener la déchi-
rure du tissu pulmonaire et produire une lésion mortelle. L'insufflation de bouche à bouche ne met pas même à l'abri de tout
accident. M. Leroy cite le fait d'un jeune homme qui, en plaisan-
tant avec une jeune fille, s'avisa de lui souffler brusquement dans
la bouche, après lui avoir pincé le nez. Il s'ensuivit un sentiment
d'anxiété et de suffocation qui dura plusieurs jours et qui effraya

singulièrement les acteurs de cette scène. Un médecin allemand, M. Albert, si je ne me trompe, a été témoin d'un fait analogue. L'académie des sciences a sanctionné de son approbation le travail de M. Leroy et les conséquences pratiques qu'il en déduit. MM. Duméril et Magendie disent en substance dans leur rapport : que l'insufflation, faite *sans ménagement, peut donner la mort;* qu'elle offre plus de danger lorsqu'on l'exécute à l'aide d'un tube laryngien, auquel on adapte un soufflet ou une pompe, que quand on se sert simplement de la bouche ; que dans toute hypothèse, elle ne doit être confiée qu'aux personnes qui ont une longue expérience de ce genre de secours.

Je dois enfin vous faire connaître une dernière particularité qui vous portera à être encore plus circonspects dans l'emploi de l'insufflation. L'expérience démontre que l'air insufflé dans un tube dont l'extrémité n'aurait pas pénétré dans le larynx, se répand dans l'estomac et le canal intestinal, distend ces parties et s'oppose, par le gonflement du ventre qu'il opère, à l'abaissement du diaphragme. Les conséquences de ce fait sont que l'ampliation verticale de la poitrine se trouve empêchée et que les chances de voir la respiration se rétablir sont par cela même diminuées. On obtient donc un effet contraire à celui que l'on espérait : ou nuit au lieu d'être utile. On a voulu, il est vrai, obvier à l'inconvénient dont je parle en exerçant sur le larynx une pression assez forte pour obstruer l'œsophage. Mais cette manœuvre n'est pas aussi sûre que le pensent ceux qui l'ont conseillée ; l'œsophage peut facilement se déplacer, glisser à côté du larynx, et l'air insufflé continuer à pénétrer dans le canal digestif, comme si la compression n'avait pas été pratiquée.

Quand un noyé tombe en syncope au moment de l'immersion, et qu'il cesse par cela même d'exécuter les mouvemens d'inspiration et d'expiration, le liquide dans lequel il se trouve n'entre pas, en général, dans les voies aëriennes. Lorsqu'au contraire, le submergé conserve ses sens et cherche à lutter contre le danger qui le menace, le besoin de respirer se fait sentir, bien qu'il se trouve dans un milieu liquide ; l'inspiration et l'expiration ont lieu. Ces actes ont pour effet de faire pénétrer dans les bronches, puis d'en expulser une certaine quantité de liquide. Celui-ci se mêle au mucus et à l'air que renferment les ramifications bronchiques, et forme ainsi une mousse filante qui, en engorgant les voies aériennes, s'oppose jusqu'à un certain point à l'action vivifiante de l'air atmosphérique. Quelques auteurs ont pensé que là résidait la cause principale de la mort des noyés. Nous ne partageons pas cette manière de voir. L'écume, dont nous venons d'expliquer l'origine, ne peut, si abondante qu'elle soit, apporter un obstacle insurmontable à l'hématose ; de nombreuses expériences, faites sur les animaux, ont démontré qu'une quantité de liquide beaucoup plus grande que celle qui pénètre dans la poitrine des noyés, peut être injectée dans les bronches sans déterminer d'accidens graves. L'écume bronchique n'est donc qu'une complication et non la cause efficiente de l'asphyxie par submersion.

ASPIRATION PULMONAIRE.

C'est pour combattre cette complication et débarrasser les bronches des liquides qu'elles contiennent, qu'a été conseillée d'abord l'aspiration pulmonaire, pratiquée à l'aide de la succion, ou d'une pompe adaptée à un tube laryngien. Ce moyen a été récemment préconisé par M. Albert, qui lui reconnaît beaucoup d'autres avantages. Il pense qu'il a pour effet de réveiller la vitalité des poumons ; qu'ainsi excités, ils se procurent d'eux-mêmes l'air dont ils ont besoin, avec d'autant plus de facilité que l'aspiration produit dans les bronches un vide imparfait et qu'elle détermine dans le thorax un mouvement analogue à celui de l'expiration. L'expérience est venue confirmer les vues du docteur Albert. Il lui a suffi, dans un grand nombre de cas, d'exécuter une légère aspiration chez des animaux asphyxiés, pour qu'ils happassent de suite l'air environnant avec la plus grande avidité ; rarement a-t-il dû répéter la première tentative.

L'aspiration faite à l'aide de la bouche n'offre aucun inconvénient, mais peu de secouristes se décideraient à surmonter le dégoût d'une telle manœuvre. Celle que l'on exécute avec un soufflet ou une pompe peut, si l'on agit inconsidérément, déterminer une hémorrhagie à la surface des bronches. Cette opération, bien que de nature à rendre quelques services, ne saurait donc être pratiquée avec trop de circonspection et de prudence.

L'aspiration devrait alterner avec l'insufflation pulmonaire, si l'on se décidait à mettre celle-ci en usage.

Je ne vous parlerai pas de la *trachéotomie*, du gaz *oxygène* et du *chlore* qui ont été conseillés pour rappeler les noyés à la vie. La trachéotomie est une opération grave, difficile à pratiquer et superflue pour atteindre le but que se proposaient ceux qui l'ont préconisée. L'insufflation de l'oxygène n'offre aucun avantage sur celle de l'air atmosphérique. Enfin le chlore est un gaz non respirable et très-irritant, dont l'action sur les organes respiratoires ne peut être que pernicieuse.

RESPIRATION ARTIFICIELLE.

L'insufflation et l'aspiration ne sont pas indispensables pour faire pénétrer l'air dans les poumons des asphyxiés. Il suffit pour cet objet de faire exécuter aux parois de la poitrine les mouvemens qui ont lieu, dans l'état normal, pendant l'expiration et l'inspiration. Ce procédé, aussi simple que rationnel, consiste à exercer des pressions réitérées sur les parois de la cavité thoracique et de l'abdomen. Lorsqu'on cesse la compression, les côtes se redressent par leur élasticité; les parois du ventre, affaissées, reviennent à leur premier état, et l'air est aspiré dans les bronches. Dans cette manœuvre, dit M. Leroy d'Etiolles, l'introduction de l'air se fait par un mécanisme qui se rapproche plus de la respiration naturelle, que par l'insufflation; car c'est la poitrine qui aspire l'air en se dilatant, et non pas l'air qui pénètre de force dans le poumon pour le distendre. Ce mode de respiration artificielle, ajoute le même auteur, est celui que nous recommandons en première ligne; il suffit pour expulser l'air vicié et l'écume qui se trouvent dans les bronches et pour aspirer l'air pur dont l'économie a un si grand besoin; il réveille la contractilité du diaphragme; il imprime au sang un léger mouvement dans les vaisseaux de la poitrine et de l'abdomen, et est tout-à-fait exempt des difficultés et du danger de l'insufflation. Ces pressions cadencées font d'ailleurs partie de la manœuvre de l'insufflation, telle qu'elle a été généralement pratiquée dans le cas où elle a paru manifestement utile : n'est-il pas dès-lors permis de leur attribuer les succès obtenus ?

La manœuvre dont il vient d'être question peut à la rigueur être exécutée à l'aide des mains seulement; mais pour la rendre plus facile et plus efficace, M. Leroy conseille l'usage d'un appareil fait en coutil doublé de flanelle, assez long pour embrasser le ventre et le bas de la poitrine et d'une largeur telle qu'il ne fasse pas tout-à-fait le tour du corps. Sur ses bords, sont cousus six à huit cordons qui se croisent entre eux, comme les lacets des corsets dits à la paresseuse. Deux bâtons de la longueur de la pièce de coutil, servent à fixer les cordons et fournissent un moyen de traction uniforme. Lorsqu'on veut se servir de cet appareil, il suffit d'en envelopper le torse du noyé, préalablement deshabillé, et de tirer sur les bâtons, en ayant soin de laisser un court espace de temps entre chaque traction, afin de permettre à l'air de pénétrer dans le poumon. La manœuvre peut être continuée aussi long-temps qu'on le veut; car elle est sans danger pour l'asphyxié qui la supporte.

Le galvanisme et l'électricité, employés comme le conseille le docteur Ure, sont des moyens dangereux que nous devons formellement proscrire. (1) L'électro-puncture, dirigée vers la diaphragme, a réussi entre les mains de M. Leroy-d'Étiolles ; mais, comme l'avoue ce médecin, l'emploi de ce procédé est accompagné de telles difficultés et demande de telles connaissances, que rarement il est possible de le mettre en usage.

Nous nous croyons autorisé à déduire de ce qui précède les conclusions suivantes : 1o L'insufflation pulmonaire est un moyen qui peut devenir dangereux dans des mains inhabiles ou imprudentes. 2o Les gens du monde devront toujours s'abstenir d'y avoir recours. 3o Dans les cas où les hommes de l'art se décideront à l'employer, ils devront faire précéder chaque insufflation d'une aspiration, pratiquer lentement ces manœuvres et s'arrêter au moindre indice de respiration. 4o L'insufflation faite avec la bouche offre moins de danger que celle qui est pratiquée à l'aide

(1) Voyez à ce sujet l'ouvrage du docteur Marc.

des appareils spéciaux que l'on trouve dans les boîtes de secours. 5o L'électro-puncture ne sera employée que par les personnes qui ont une longue habitude de la mettre en usage. 6o La trachéotomie, l'oxygène, le chlore, l'électricité et le galvanisme doivent être proscrits du traitement des noyés, au moins en ce qui regarde le rétablissement de la respiration. 7o Le meilleur moyen de faire renaître cette fonction est de déterminer une respiration artificielle par le procédé de M. Leroy-d'Étiolles, et de continuer la manœuvre aussi long-temps qu'on aura l'espérance de voir le noyé revenir à la vie.

QUATRIÈME LEÇON.

---

§ II. — RÉTABLISSEMENT DE LA CIRCULATION.

L'action contractile du cœur étant la cause première des fonctions circulatoires, on ne peut rétablir ces fonctions chez les noyés qu'en agissant sur l'organe moteur lui-même, à l'aide de moyens propres à exciter sa contractilité. Or, il n'existe qu'un seul stimulant qui soit dans ce cas, c'est le sang artériel. Excitant naturel des cavités gauches du cœur, son simple contact suffit pour en ranimer les contractions. Il en résulte que le moyen par excellence de rétablir la circulation chez les asphyxiés est de faire renaître l'hématose pulmonaire, puisque d'elle dépend la transformation artérielle du sang. Je vous ai fait connaître dans la dernière leçon les méthodes curatives que l'on emploie pour atteindre ce but ; je n'y reviendrai pas aujourd'hui.

Mais de ce que l'on ne peut réveiller directement l'action du cœur qu'en rétablissant les fonctions respiratoires, il ne s'ensuit pas qu'on ait négligé la recherche des moyens qui, ayant une action indirecte sur les organes de la circulation, peuvent contribuer à rétablir leurs fonctions. La saignée générale, les émissions sanguines à l'aide des sangsues et des ventouses, les frictions, l'électricité, ont été conseillées et mises en usage dans ce but. On n'a pas craint, en Angleterre, pour remplir l'indication qui nous occupe, de porter dans le système veineux des substances plus ou moins actives et même d'opérer la transfusion du sang.

Je dois le dire ici, l'efficacité de la plupart de ces moyens est douteuse; si dans quelques circonstances ils ont paru utiles, c'est surtout en combattant avec succès quelques complications de l'asphyxie et non en faisant cesser les accidens asphyxiques proprement dits. On crut long-temps, par exemple, aux bons effets des émissions sanguines, en se fondant sur les signes de turgescence vers le cerveau, les poumons, le cœur, etc., qu'on observe chez les noyés et sur les expériences de Haller, qui démontrent que la saignée accélère le mouvement du sang et peut même le rétablir lorsqu'il est perdu. Mais ces vues thérapeutiques ne souffrent pas l'examen. Si chez les asphyxiés les cavités du cœur sont engorgées de sang noir et poisseux, c'est que cet organe, comme tous les autres, est dans une inertie qui a l'asphyxie pour origine ; si les poumons sont le siège d'un engorgement sanguin considérable, cet état est causé par l'espèce de paralysie dont sont frappés en même temps les muscles respirateurs et le poumon lui-même, par le passage d'un sang non oxigéné dans le système artériel. Enfin si le cerveau est gorgé de sang, cette congestion n'est pas le résultat d'un *raptus* actif vers l'encéphale, mais la conséquence toute mécanique de l'engorgement des organes respiratoires. Évidemment, la saignée ne peut rien contre ces congestions diverses; elle ne ferait, au contraire, que les augmenter, en déterminant une inertie plus grande de tous les systèmes organiques. Le même moyen ne peut, d'autre part, ranimer la circulation. Il faudrait pour cela que le cœur se trouvât dans ses conditions normales de vitalité, et ce n'est pas ici le cas, puisque son parenchyme, au lieu d'être traversé par du sang artériel, est gorgé de sang carbonisé qui le stupéfie par son simple contact. Au reste, la théorie serait-elle favorable à l'emploi de la saignée, qu'il faudrait encore la proscrire du traitement de l'asphyxie par submersion, au moins comme méthode générale; l'observation a malheureusement prouvé plusieurs fois qu'elle peut avoir des suites funestes et éteindre les dernières étincelles de vie. Le docteur Marc a été témoin du fait suivant : une jeune femme, trompée par son amant, se jette à l'eau avec son enfant; elle est retirée aussitôt et respire encore, quoique péniblement ; la face est livide, tuméfiée, les yeux saillants; on fait une large saignée à la jugulaire, le sang ne jaillit pas; mais noir et très-liquide, il coule abondamment le long du cou et de la poitrine; on fait des frictions, mais à peine les a-t-on commencées que la respiration cesse et que la vie s'eteint(1). L'auteur conclut de cette observation que la *saignée ne doit jamais être employée au commencement du traitement de l'asphyxie.* On ne peut, dit-il, y avoir recours que dans les cas où, chez un sujet jeune et vigoureux, la respiration, la circulation et la chaleur étant complétement rétablies, les symptômes d'une congestion du cerveau ou de tout autre organe important commenceraient ou continueraient à se manifester.

Maintenant que vous êtes bien convaincus que l'asphyxie est une maladie de faiblesse, à laquelle il convient d'opposer les excitans, vous ne mettrez pas en doute que les émissions sanguines locales doivent aussi être bannies de son traitement. Employées pour modérer l'excessive énergie du principe vital, c'est s'exposer à nuire que d'en faire usage alors que cette énergie est éteinte. Vous ne devez donc y avoir recours que dans les circonstances que je vous ai signalées tout à l'heure, ou dans des cas analogues. Je pense, au reste, que les sangsues et les ventouses sont, en général, préférables à la saignée, lorsqu'on se décide à pratiquer une émission sanguine chez un asphyxié. Elles opérent une déplétion plus lente et constituent une méthode exploratrice qui fait connaître par l'aspect du sang qui s'écoule, si l'hématose est ou non rétablie, et si l'on doit activer ou suspendre l'écoulement du sang.

Les ventouses sèches, appliquées en grand nombre aux membres inférieurs, aux lombes et à la région dorsale, peuvent, selon nous, avoir quelque avantage, en ce qu'elles tendent, par l'afflux du sang qu'elles déterminent à l'extérieur, et le mouvement centrifuge qu'elles lui impriment, à diminuer les congestions cordiaque, pulmonaire et encéphalique. Ce moyen n'a pas d'ailleurs les inconvéniens des émissions sanguines, et peut toujours être employé sans danger pour l'asphyxié.

J'en dirai autant des frictions; mais pour être utiles, il faut qu'elles soient faites avec ménagement. Employées sans méthode,

---

(1) La mort n'aurait-elle pas été occasionnée dans ce cas par la péné tration de l'air dans les veines?

alors que la respiration n'est pas encore rétablie , elles peuvent faire réfluer le sang vers le cœur et les poumons et augmenter ainsi l'engorgement de ces organes.

Un courant galvanique dirigé vers le cœur peut raminer momentanément ses contractions ; mais qu'espérer de ce moyen , lorsqu'il agit sur un organe qui porte en lui la cause de son inertie ?

La transfusion du sang et l'injection de substances médicamenteuses dans les veines doivent être formellement proscrites du traitement des asphyxiés. Ce sont des procédés trop dangéreux pour qu'on soit jamais autorisé à les mettre en usage.

Pour nous résumer, nous dirons : 1o les moyens propres à rétablir la respiration sont également ceux qui raniment les fonctions circulatoires. 2o La saignée , les sangsues et les ventouses scarifiées ne peuvent en aucune manière atteindre ce but ; elles sont même plus nuisibles qu'utiles lorsqu'on les met en usage avant le rétablissement de l'hématose. 3o Les émissions sanguines sont quelquefois indiquées dans la seconde période du traitement, pour combattre les congestions qui peuvent exister. 4o Les ventouses sèches , appliquées aux régions indiquées plus haut sont sans inconvénient et peuvent être employées avant comme après le rétablissement de la respiration. 5o Les frictions sont particulièrement utiles dans la deuxième période du traitement. 6o L'électricité , la transfusion et l'injection de médicamens dans les veines sont des moyens auxquels on ne doit jamais avoir recours.

§ III. — RÉTABLISSEMENT DE LA CHALEUR.

Arrivés à la troisième indication du traitement de l'asphyxie par submersion, je dois maintenant vous faire connaître les procédés propres à rétablir la chaleur animale chez les noyés.

Je vous ai dit dans ma première leçon que la calorification était proportionnelle à l'activité de la circulation. Il résulte de ce fait cette double conséquence, que l'abaissement de la température du corps chez les asphyxiés est (toutes choses égales d'ailleurs) d'autant plus marqué, que les accidens asphyxiques sont plus intenses, et en second lieu que le rétablissement des fonctions respira-

toires entraine chez eux celui de la chaleur normale du corps.
Mais vous ne devez pas oublier que le froid plus ou moins intense
de l'atmosphère et le contact du liquide dans lequel a lieu la
submersion, sont pour beaucoup dans le refroidissement qui s'observe chez les noyés, et que si nous ne possédons pas d'autre
moyen que le rétablissement de l'hématose, pour ranimer les
sources organiques de la chaleur animale, nous pouvons toujours
combattre les causes extérieures de refroidissement par l'application du calorique libre. L'efficacité de ce moyen est tellement
reconnue, qu'aucune objection ne s'est élevée jusqu'à ce jour
contre son emploi. Je puis donc vous exposer de suite les diverses
méthodes mises en usage pour réchauffer les noyés.

Voici comment on doit procéder à cette opération:

Après avoir dépouillé l'asphyxié de ses vêtemens, on l'essuie,
on le revet d'une chemise et d'un bonnet de laine, on l'enveloppe
de couvertures, de foin, de paille, etc., et on le transporte à l'entrepôt avec les précautions que nous avons précédemment
indiquées.

La température de l'établissement de secours doit varier suivant les circonstances atmosphériques; trop élevée, elle peut
s'opposer au rétablissement de la respiration et exercer sur le
noyé une fâcheuse influence, surtout en hiver; trop basse, elle
neutralise en quelque sorte l'action des moyens mis en usage
pour réchauffer l'asphyxié. Voici les régles à suivre à ce sujet:
lorsque la température extérieure est à 6º+0 et au-dessus, celle
de l'entrepôt doit être de 16º à 18º+0. Lorsqu'il gèle, il ne faut
pas que la chaleur s'élève d'abord dans le lieu de secours au-delà
de quelques degrés au-dessus de zéro. Ce n'est que plus tard,
lorsque le noyé est réchauffé, qu'on peut se permettre de la faire
arriver jusqu'à 18º au 20º. Au reste, je reviendrai sur ce sujet
quand je vous parlerai de l'asphyxie par congélation: je vous exposerai alors les raisons sur lesquelles sont fondées les régles que je
viens de vous indiquer.

L'appartement de secours étant convenablement chauffé, il
faut de suite mettre en usage les moyens propres à faire renaitre
la chaleur normale du corps.

Placé entre deux couvertures de laine, le noyé est déposé sur
le lit qui se trouve dans l'établissement; des morceaux de flanelle,

des sachets de cendres chaudes , du sable , des briques chauffés, des bouteilles de grès et des vessies remplies d'eau chaude, sont placées aux aînes, aux parties génitales, à l'épigastre , à la région du cœur, dans le creux des aisselles ; on frictionne les diverses parties du corps avec la main ou un morceau de laine ; on promène, sur la peau recouverte de laine , des fers à repasser ou une bassinoire. Si ces moyens restent sans résultat, on administre un bain d'air chaud à l'aide de l'appareil, aussi simple qu'ingénieux, que notre concitoyen M. De Rheims a impatronisé depuis long-temps dans notre ville, et que recommande d'une manière toute particulière M. Godde de Liancourt (1). L'emploi de ce dernier moyen demande quelques précautions ; la température de l'air que l'on fait agir sur le noyé doit s'élever lentement, surtout dans les saisons froides , et ne jamais dépasser la chaleur normale du sang, c'est-à-dire 36°+0 centig. On modère, au reste, à volonté l'activité du foyer de chaleur au moyen d'un opercule mobile qui obstrue plus ou moins l'ouverture par laquelle l'air chaud se dégage. Il importe que cet air ne puisse jamais pénétrer dans les voies aériennes de la personne que l'on secourt, car il n'est pas respirable.

Il n'est pas indifférent de mettre en usage tel ou tel des autres moyens que je viens de vous indiquer. Plusieurs ont des inconvéniens. Ainsi les vessies remplies d'eau chaude se déchirent souvent, mouillent le noyé et le refroidissent, au lieu de le réchauffer. Les briques, les sachets de cendre ou de sable réchauffent bien , mais sont très-lourds et peuvent s'opposer par leur poids au rétablissement de la respiration, quand on les place au creux de l'estomac ou à la région du cœur. Les frictions doivent être modérées et faites de manière à opérer un reflux du sang vers les extrémités, jusqu'au moment où la respiration se trouve rétablie. Les frictions spiritueuses que l'on recommande généralement nous paraissent devoir produire l'effet contraire à celui qu'on désire , car l'éther et les divers alcoolats agissent en produisant du froid, au lieu d'échauffer les parties sur lesquelles on les applique.

(1) Voyez, pour la description de cet appareil, l'ouvrage de M. Godde, déjà cité.

Je ne vous parle pas des bains chauds, des bains de vapeur, de l'appareil à réchauffer de la ville de Hambourg, des cuirasses creuses et de plusieurs autres moyens conseillés pour réchauffer les noyés. Ceux que je vous ai indiqués suffisent dans tous les cas; on se les procure facilement et ils n'ont pas l'inconvénient de s'opposer, comme ceux que je viens de mentionner, à l'emploi des procédés curatifs qui doivent être mis en usage pour remplir d'autres indications.

Administrés avez zèle et prudence, les procédés propres à réchauffer les noyés sont d'une grande efficacité. Plusieurs submergés ont dû leur rappel à la vie à la simple exposition aux rayons du soleil; des résurrections ont été opérées en enveloppant le corps de cendres chaudes, de sable chaud, de fumier, de peaux d'animaux fraîchement tués et écorchés. Tissot, Pia, Gardanne, Desgranges, Portal citent des faits nombreux où l'excitation produite par la chaleur a été couronnée de succès souvent inespérés. Enfin, le docteur Marc affirme que parmi les secours donnés aux asphyxiés dans la ville de Paris, aucun moyen ne s'est montré plus efficace que l'application de la chaleur et les frictions.

Nous ne quitterons pas ce sujet sans vous dire que quelques précautions, relatives au degré de chaleur à employer, doivent être prises, lorsqu'on est appelé à porter secours aux noyés pendant les saisons rigoureuses. Appliqué sans ménagement, le calorique peut alors, comme déjà je vous l'ai fait pressentir, avoir les conséquences les plus funestes et éteindre un reste de vie qu'on aurait conservé par une conduite plus méthodique. Cet objet mérite quelques développemens qui trouveront leur place lorsque je vous parlerai de l'asphyxie occasionnée par le froid.

Nous venons, Messieurs, de passer en revue les nombreux moyens curatifs qui ont été conseillés pour remplir les indications capitales que présente l'asphyxie par submersion. Vous avez pu vous convaincre que tous ne sont pas également recommandables; qu'il en est un certain nombre qui sont entachés d'inconvéniens plus ou moins graves, et que d'autres doivent être formellement proscrits. Vous n'oublierez pas, je l'espère, ce que je vous ai dit à ce sujet; le désir d'être utiles ne vous rendra ni imprudens ni téméraires, et vous adopterez pour règle de conduite ce principe trop souvent oublié par les hommes de l'art eux-mêmes : *qu'il vaut mieux s'abstenir que de s'exposer à nuire par l'emploi de moyens dangereux.*

Nous vous parlerons dans la prochaine séance des stimulans destinés à faire cesser le collapsus des fonctions nerveuses.

CINQUIÈME LEÇON.

§ IV.—RÉTABLISSEMENT DES FONCTIONS NERVEUSES.

Les méthodes curatives que j'ai examinées dans les précédentes séances suffisent, à la rigueur, pour faire cesser les accidens asphyxiques, puisqu'elles peuvent rétablir les fonctions dont l'asphyxie entraine la suspension; mais vous seriez dans l'erreur si vous pensiez que le traitement de cette affection se borne à remplir les indications qui ont pour objet le rétablissement de la respiration, de la circulation et de la chaleur animale. Ainsi que je vous l'ai déjà dit, il peut arriver que l'asphyxie, chez un noyé, soit la suite de la cessation de l'influx nerveux, ou qu'elle se complique d'un affaissement plus ou moins marqué de l'innervation; dans l'un et l'autre cas, il est positivement indiqué d'agir sur le système nerveux, en même temps qu'on emploie les moyens capables de ranimer les fonctions du poumon, du cœur et la température normale du corps. Dans les circonstances même où les fonctions nerveuses ne paraissent avoir subi aucune altération, il est encore utile de stimuler les nerfs, puisque cette stimulation peut concourir au rétablissement des actes vitaux dont l'asphyxie entrave l'exercice. Tous les auteurs qui ont écrit sur le sujet qui nous occupe, ont reconnu l'efficacité de cette excitation et l'ont considérée comme une ressource précieuse pour combattre les accidens, asphyxiques, de quelque nature que soit leur cause occasionnelle.

On ne peut guères stimuler les centres nerveux qu'en déterminant une excitation des nerfs qui en émanent; et comme d'innombrables ramifications nerveuses se distribuent à la peau et aux muqueuses, c'est particulièrement sur ces membranes que l'on porte les excitans destinés à faire revivre les fonctions d'innervation. Nous allons passer en revue les divers moyens que l'on fait agir sur ces parties pour remplir l'indication qui fait l'objet de cette leçon.

A.—*Stimulans cutanés.*—Les excitans qu'on a conseillé d'appliquer à la peau, pour rétablir l'innervation, sont *les frictions, la flagellation, l'urtication, l'ustion, et les ventouses.*

Frictions.—Recommandées dans tous les ouvrages qui traitent de l'asphyxie, les frictions sont d'une utilité reconnue pour réveiller les fonctions nerveuses et faire cesser la torpeur dans laquelle elles se trouvent. Déjà je vous ai dit qu'elles pouvaient imprimer au sang un commencement de mouvement et coopérer en même temps à ranimer la chaleur du corps. Il en résulte que ce moyen, employé avec méthode, concourt plus ou moins efficacement à remplir trois indications importantes.

Les frictions, pour être aussi utiles que possible, doivent être pratiquées sur les régions le plus abondamment fournies de nerfs (la plante des pieds, la paume des mains, les aines, les aisselles, la face interne des membres), et en même temps sur les parties qui se trouvent en rapport avec des organes importans, telles que les régions cardiaque et diaphragmatique, les parois de la poitrine, etc. Vous vous garderez de les exercer d'abord trop rudement, car il est essentiel que l'excitation qu'elles sont destinées à produire soit sagement graduée. La raison de ce précepte est facile à saisir: lorsque les fonctions d'un organe ou d'un système organique sont tombées dans l'inertie, si pour les ranimer vous mettiez tout d'abord en usage une stimulation excessive, la sensibilité et l'irritabilité organiques, presque éteintes, pourraient ne pas supporter impunément une commotion trop vive et se trouver anéanties par les moyens destinés à les faire renaître.

On pratique les frictions avec la main nue, un morceau de drap, de flanelle, ou des brosses plus ou moins rudes. On peut également se servir de la *strigile*, sorte de brosse à rouleau, qui a tous les avantages des brosses ordinaires, sans avoir l'inconvénient d'user l'épiderme.

Il est bon de chauffer les frottoirs et de les exposer à la vapeur de substances aromatiques projetées sur des charbons ardens (camphre, benjoin, encens, colophane, baies de genièvre, etc). Les frictions produisent ainsi une excitation plus vive et plus durable et font renaître plus promptement la chaleur animale.

Les frictions faites avec des substances volatiles ont un inconvénient que je vous ai déjà signalé : ces matières absorbent une grande quantité de calorique par leur rapide évaporation et donnent lieu à un refroidissement notable. Les frictions ammoniacées peuvent en outre gêner le retour de la respiration par les émanations délétères qu'elles produisent. Je regarde, en conséquence, ces sortes de frictions comme plus nuisibles qu'utiles.

L'Urtication n'offre pas assez d'avantages pour qu'on perde à la mettre en usage un temps qui peut être plus utilement employé.

La *Cautérisation* pratiquée au creux de l'estomac, à la plante des pieds ou à toute autre région, au moyen de l'eau bouillante, de la cire à cacheter fondue, de l'amadou ou de l'alcool enflammés, du moxa, etc., est une méthode barbare qui doit être proscrite du traitement des asphyxiés. Outre qu'on ne sait jamais positivement jusqu'où s'étendra l'action du caustique, la brûlure qu'il détermine peut occasionner une surexcitation assez intense pour anéantir l'action nerveuse déjà déprimée et éteindre entièrement les sources de la vie.

On a depuis long-temps abandonné la *flagellation* comme ne rachetant par aucun avantage réel les inconvéniens qu'elle présente.

C'est à tort, selon nous, que l'on a considéré les *ventouses sèches* et *scarifiées* comme capables de réveiller l'action nerveuse chez les noyés. La stimulation de la peau produite par ce procédé est trop légère pour être réellement efficace ; si les ventouses ont quelquefois de bons effets, c'est surtout, ainsi je vous l'ai fait remarquer, en provoquant un afflux sanguin vers le système capillaire périphérique, propre à diminuer la congestion qui a lieu du côté des poumons et du cœur. Au reste, comme leur emploi a peu ou point d'inconvéniens, on peut toujours le tenter, en agissant comme je vous l'ai précédemment indiqué.

B — *Stimulans des membranes muqueuses.* — Les rapports intimes qui existent entre le cerveau et la muqueuse des fosses nasales ont fait supposer qu'une excitation portée sur cette membrane pourrait avoir pour effet de combattre efficacement le collapsus des centres nerveux qu'on observe chez bon nombre d'asphyxiés. Fine a particulièrement préconisé l'*alcali volatil* comme jouissant de la double propriété d'exciter le cerveau et les nerfs, et de neutraliser l'action nuisible des gaz délétères qui peuvent exister dans les voies respiratoires. Ce dernier effet est illusoire, ainsi que l'a démontré Buquet, et le premier n'est guère plus certain. L'ammoniaque liquide peut bien faire cesser une syncope, mais il me paraît insuffisant pour ranimer l'action du système nerveux, depuis long-temps interrompue. J'en dirai autant de beaucoup d'autres substances qui ont été conseillées dans le même but (*sternutatoires*, *vinaigre radical*, *éther*, *eau des carmes*, etc.). L'emploi de ces excitans, trop long-temps continué, peut d'ailleurs avoir des résultats fâcheux, en portant dans les voies aériennes de l'air chargé de principes éminemment irritans et non respirables. Lorsqu'on est parvenu à obtenir les premiers indices de la respiration, on doit craindre, dit Fodéré, d'épuiser la vie par une irritation trop forte. Aussi a-t-on des exemples d'asphyxiés qui, ayant été rappelés à l'existence par quelques gouttes d'ammoniaque, ont fini par la perdre par les soins trop officieux de personnes qui ont voulu doubler la dose ou ajouter quelque autre genre d'excitation.

On a aussi conseillé, pour remplir l'indication qui nous occupe, de stimuler l'estomac par différentes substances. Les uns ont proposé de faire avaler, ou d'injecter dans le ventricule, du *vin chaud*, du *grog*, de l'*eau de Cologne*, de l'*alcool camphré*, de l'*eau des carmes*, étendus d'eau; les autres ont cherché à réveiller l'action de cet organe à l'aide de l'*émétique* ou de tout autre vomitif.

Ceux qui ont préconisé ces moyens se sont fondés sur les sympathies qui existent entre l'estomac et le cerveau, le diaphragme, le cœur et les poumons; mais ils n'ont pas tenu compte, comme ils le devaient, des nombreux inconvéniens qui se rattachent à leur administration. En effet, si l'on emploie ces remèdes avant le rétablissement de la respiration et de la déglutition, on s'expose à augmenter les accidens ; car ils peuvent faire fausse route et pénétrer dans les voies aériennes. La sonde œsophagienne ne met même pas à l'abri de cet accident, puisqu'elle peut, sans qu'on s'en aperçoive, pénétrer dans la trachée-artère, au lieu de s'introduire dans l'estomac. Dans les deux cas, l'asphyxie se trouve exposé aux dangers qui résultent de l'engouement des bronches par l'effet d'un corps étranger qui aurait pénétré dans le larynx. Les excitans destinés à être introduits dans l'estomac ne doivent donc jamais être mis en usage avant le parfait rétablissement de la déglutition. J'ajouterai que l'emploi de la sonde œsophagienne peut devenir dangereux, qu'il présente d'assez grandes difficultés, et qu'il doit être restreint à quelques cas particuliers qu'un homme de l'art peut seul déterminer.

Lorsque la déglutition est entièrement rétablie, le danger que je viens de signaler n'existe plus, et les excitans de l'estomac peuvent alors devenir d'un usage avantageux chez quelques asphyxiés. Ainsi, lorsque la respiration s'exerce librement et que l'individu reste dans un état de faiblesse générale, d'hébétude intellectuelle, que la peau est pâle et n'a pas recouvré sa chaleur, on peut sans crainte lui faire avaler quelques cuillerées de vin chaud, de grog, ou d'eau de mélisse étendue d'eau chaude. On stimule ainsi l'estomac, et cette excitation, en s'irradiant vers le cerveau et les autres parties du corps, fait graduellement disparaître les symptômes d'inertie que l'on avait à combattre.

Ce que je viens de dire des excitans proprement dits ne peut en aucune manière s'appliquer aux vomitifs. Il suffit d'avoir observé ce qui se passe chez un individu auquel on a administré ces médicamens, pour voir qu'ils sont formellement contre-indiqués dans les cas dont il s'agit. Qu'arrive-t-il, en effet, après l'emploi de l'émétique ou de l'ipécacuanha ? Malaise général, pâleur de la peau, petitesse et concentration du pouls, sueurs

froides ; en un mot, état voisin de la syncope. Or, cette dépres-
sion de l'action nerveuse ne peut-elle pas, comme le pense
M. Marc, devenir dangereuse chez un individu dont la vie est
si faible, qu'elle est encore un problème ? Cette réflexion bien
simple suffit pour proscrire presque toujours l'emploi des vomitifs dans l'asphyxie.

On est toutefois autorisé à employer ces médicamens lorsque,
chez un asphixié revenu complétement à lui, la région de l'estomac se trouve tuméfiée par la présence d'une certaine quantité
d'eau, d'alimens ou de boissons ingérés peu avant l'immersion ;
qu'il existe des vomituritions, et que le chatouillement du pharynx avec les barbes d'une plume n'a pas suffi pour amener l'ex-
pulsion des matières contenues dans l'estomac : l'émétique est
ici vraiment indiqué pour débarrasser le ventricule, faciliter le
jeu du diaphragme, et prévenir la congestion célébrale que la
réplétion des voies digestives peut parfois amener.

Il existe un organe dont la sensibilité et l'irritabilité se conser-
vent beaucoup plus long-temps que celles de toute autre partie :
c'est l'intestin. La connaissance de ce fait, que démontre l'observation de chaque jour, a fait penser que les excitans de
muqueuse intestinale, en réveillant les propriétés vitales de cette
membrane, pourraient ranimer celles de l'économie tout entière
et par suite combattre efficacement la torpeur qu'on observe chez
les asphyxiés. Les lavemens de décoction de séné, de dissolution
de sel marin, de sel d'epsom, de chlorate de potasse, de décoction de tabac, d'infusion de plantes aromatiques, etc., ont
été tour à tour préconisés pour remplir cette indication. La
plupart des auteurs conseillent surtout de faire pénétrer dans
l'intestin la fumée obtenue par la combustion du tabac et de
certaines plantes aromatiques, ou enfin l'injection de l'air chaud
dans le même canal. Récemment M. Leroy d'Etiolles a insisté
sur les bons effets que l'on pourrait obtenir du galvanisme employé comme stimulant du tube gastro-intestinal. Parmi les
agens curatifs que je viens de citer, aucun n'a joui d'une célébrité
aussi grande que les lavemens de fumée de tabac. Long-temps
on les a regardés comme le moyen le plus efficace de rappeler les
noyés à la vie. Cette confiance n'était pas sans motifs ; elle se

fondait sur de nombreuses observations où ils avaient réussi et sur l'autorité d'hommes d'un haut mérite et d'une grande expérience qui les avaient préconisés d'une manière particulière. Etmuller les recommande dans un ouvrage publié dès 1676.; Charlevoix les a vu employer pour secourir les noyés par les sauvages de l'Amérique du Nord; Hiester, Dehaën, Cullen, Murray, Peyrilhe, Bruhier, Lecat, Tissot, Gardanne, Lafosse, Morand, Buchan, Andry, Faguer, Stool, Pinel, Desgranges, etc., rapportent une foule de faits où leur emploi a été suivi de succès remarquables. Enfin les nombreuses résurrections obtenues par les Sociétés Humaines de Londres, d'Amsterdam, de Suisse, etc., établissent bien mieux que tous les écrits, que les fumigations sont un des principaux moyens à employer pour faire revivre les noyés; qu'elles ont souvent réussi alors que beaucoup d'autres remèdes avaient échoué; qu'enfin, c'est pendant leur emploi qu'on a vu le plus fréquemment les asphyxiés revenir à la vie.

Les faits qui démontrent les bons effets des lavemens de fumée de tabac et l'autorité des hommes qui en ont conseillé l'usage, n'ont pas suffi pour les mettre à l'abri de la critique. Ce remède a été l'objet de nombreuses attaques de la part de Portal, Colleman, Brodie, Chaussier fils, Orfila, etc. Je ne reproduirai pas ici les considérations sur lesquelles ces auteurs appuient leur manière de voir; il me suffira de vous dire, qu'en dernière analyse, les reproches qu'ils adressent aux fumigations de tabac se réduisent aux assertions suivantes :

1° La fumée de tabac, poussée dans l'intestin, se répand dans toute l'étendue du canal digestif, le distend, s'oppose à l'abaissement du diaphragme, à la dilatation des poumons et par suite au rétablissement de la respiration ;

2° La stimulation qu'elle produit irrite les tissus avec lesquels elle se trouve en contact, y détermine une fluxion plus ou moins intense et provoque des évacuations copieuses qui ne peuvent que nuire à un sujet qui déjà se trouve dans un état d'abattement et de débilité extrêmes;

3° Les fumigations de tabac ne stimulent en aucune manière le système nerveux gastro-intestinal, par la raison que le tabac est un poison narcotico-âcre; que le premier effet de cette classe d'agens est de faire naître l'inflammation, et que leur effet secondaire, loin d'appartenir aux stimulations nerveuses, doit au contraire être rangé parmi les actions stupéfiantes et sédatives.

Disons le tout d'abord, ces objections nous paraissent plus spécieuses que fondées. Quand on veut, dit Pia, prévenir le public contre un moyen dont l'utilité est attestée par tant de faits et par de sages praticiens qui respectent jusqu'au scrupule la vie des hommes, il faut autre chose que des probabilités et des raisonnemens théoriques. Ce n'est pourtant que sur des probabilités et des théories que se fondent les détracteurs du moyen que nous examinons. Portal visite en 1774 un marchand et sa femme asphyxiés par le charbon ; on lui dit que des fumigations de tabac leur ont été administrées; il trouve le ventre tendu et conclut que cette distension, qu'il attribue aux fumigations, a été une des causes de la mort. Mais Portal oublie que sa visite n'a eu lieu que douze heures après le décès; il ignore, ou feint d'ignorer que l'opération de la fumigation n'a été faite que sur la femme; qu'elle fut exécutée en présence de Pia, et que le ventre n'était nullement ballonné lors du départ de ce dernier. Dans tous les cas, ce ballonnement ne prouverait rien contre les fumigations: il s'observe dans une foule de cas où ce remède n'a pas été administré. C'est cependant sur un fait aussi peu probant qu'est fondée l'une des principales objections que l'on fait valoir contre les lavemens de fumée de tabac! Oui, ces lavemens distendent l'intestin; mais cette distension, locale et tout-à-fait mécanique, est utile, loin d'être à craindre ; elle agit efficacement pour réveiller l'irritabilité et la sensibilité. Cullen la regarde comme le meilleur moyen de ranimer l'action de l'intestin, attendu que c'est-là son stimulant habituel. Il faudrait, pour qu'elle devînt nuisible, qu'elle fût portée au-delà de toutes les bornes raisonnables, et si le canal gastro-intestinal se laissait ainsi dilater sans réagir, ce serait une preuve que toute vitalité est éteinte dans l'économie et que tout autre remède serait désormais sans action.

Nous devons ajouter que les lavemens de fumée de tabac ont pour effet de coopérer au rétablissement de la chaleur normale du corps, en réchauffant l'intestin. Or, la chaleur est un des plus puissans moyens de faire revivre les asphyxiés, surtout quand elle agit sur des parties internes et fort impressionnables. C'est donc un avantage positif de ces lavemens que celui d'agir, non seulement par la distension favorable qu'ils opèrent, mais encore par la chaleur qu'ils recèlent et qu'ils propagent dans tout le canal digestif, en s'insinuant dans ses nombreuses circonvolutions. Je dois vous faire remarquer que les lavemens chauds liquides sont loin d'offrir, sous ce rapport, les mêmes avantages. Le liquide pénètre moins profondément que la fumée, se refroidit bientôt, et devient plus ou moins nuisible par son séjour dans l'intestin.

Discutons maintenant le second reproche qu'on adresse aux fumigations de tabac; cherchons à savoir si l'irritation qu'elles produisent peut devenir aussi funeste qu'on l'a dit. Et d'abord, il est un fait incontestable, c'est qu'un irritant appliqué sur une muqueuse quelconque ne peut qu'agir utilement dans l'asphyxie, tant que la stimulation produite par lui ne sera pas assez forte ou assez prolongée pour menacer la vie dans son principe. Or, si nous cherchons quels peuvent être les effets des fumigations de tabac, nous verrons qu'il ne leur est jamais arrivé de développer une irritation assez intense pour faire naître l'ombre d'inquiétude sur ses résultats. C'est la conséquence qui ressort des nombreuses observations publiées par la société humaine d'Amsterdam, de celles qu'ont fait connaître Coplan, Pia, Ward, Church, et des expériences faites par le docteur Dixon. Quant aux évacuations alvines, aux nausées et aux vomissemens que les fumigations peuvent occasionner, ils sont loin de se manifester dans tous les cas, et dans l'hypothèse même où cela serait, leur action débilitante n'est pas assez marquée pour faire proscrire un moyen qui a des effets aussi généralement avantageux.

Plusieurs médecins, parmi lesquels je dois particulièrement citer Testa et Goodwyn, ont blâmé l'emploi des lavemens de fumée de tabac, parce que, bien qu'agissant d'abord comme stimulans, ils leur supposaient une action narcotique subséquente, qui détruit l'avantage qu'ils ont pu produire, et qui peut même éteindre le reste de vie qui existait avant leur administration. Mais cette objection est purement spéculative; les auteurs qui viennent d'être cités n'ont fourni aucune preuve expérimentale à l'appui de leur opinion, tandis que l'observation s'est prononcée nombre de fois en faveur du remède qu'ils cherchent à déprécier. La théorie sur laquelle ils s'appuient n'est pas d'ailleurs à l'abri de toute objection. Il n'est nullement démontré que le principe actif du tabac conserve après sa combustion toutes les propriétés narcotiques qu'on lui suppose; et quand bien même cela serait, il n'en résulte pas la preuve que son action sur le système nerveux soit déprimante. Beaucoup de substances réputées narcotiques, données à faibles doses, deviennent des excitans des fonctions nerveuses : la belladone, les solanées vireuses en général, et conséquemment le tabac, sont dans ce cas. Selon le professeur Trousseau, ce dernier, bien contraire en cela à l'opium et aux narcotiques purs, produirait même plutôt l'excitation de l'insomnie que le sommeil. Ce qu'il y a de certain, c'est que l'usage de la pipe a pour effet immédiat d'exciter le cerveau, de rendre l'imagination plus vive et les facultés intellectuelles plus aptes au travail. Pourquoi une surexcitation analogue n'aurait-elle pas lieu sous l'influence des fumigations de tabac, poussées dans l'intestin? Peut-on supposer que le mode d'action de ce remède se modifie, parce qu'on le fait agir sur la muqueuse intestinale? Cela n'est pas présumable.

Concluons de ce qui précède : 1º que les reproches adressés aux fumigations de tabac ne sont fondés sur aucune observation pratique; 2º que la dilatation des intestins qu'elles produisent peut, si elle n'excède pas de justes bornes, devenir très-utile pour provoquer leur contractilité et agir sympathiquement sur la sensibilité générale; 3º que la propriété irritante de la fumée de tabac ne paraît pas assez intense pour déterminer de graves accidens; 4º que sa propriété narcotique est loin d'être démontrée; que son action sur le système nerveux semble, au contraire, plutôt excitante que sédative; 5º que les avantages des fumigations de tabac l'emportent de beaucoup sur les inconvéniens qu'on leur prête; qu'en conséquence leur emploi doit être maintenu dans un bon système de secours.

Les autres moyens curatifs que je vous ai précédemment indiqués sont loin de mériter la confiance que les praticiens accordent aux fumigations de tabac. Parmi ces remèdes, les uns ne sont applicables que dans quelques circonstances spéciales;

plusieurs sont dangereux ; d'autres enfin ne remplissent qu'incomplètement le but qu'on se propose en les administrant. Ainsi, les lavemens purgatifs ne peuvent qu'être nuisibles, tant que les accidens asphyxiques persistent ; leur emploi doit être limité aux seuls cas où, après le retour à la vie, il y a indication de débarrasser l'intestin des matières qu'il contient. Les lavemens de décoction de tabac, que Portal et autres conseillent, alors que par une inconcevable contradiction, ils proscrivent les fumigations de la même plante, doivent être, selon nous, entièrement rejetés. Leur action diffère essentiellement de celle des fumigations ; non-seulement ils enflamment l'intestin et agissent comme un violent purgatif, mais encore ils exposent ceux auxquels on les administre à tous les dangers qui résultent de l'absorption du principe actif du tabac que la décoction renferme en grande quantité. — Les lavemens d'eau vinaigrée et de chlorate de potasse, vantés par MM. Orfila et Chaussier fils, ne paraissent pas devoir être d'une bien grande utilité dans l'asphyxie. — Quant aux injections d'air chaud, que préconisait Réaumur, elles dilatent le canal digestif et lui communiquent une certaine quantité de chaleur, comme le font les fumigations de tabac ; mais elles ne jouissent nullement des propriétés stimulantes que possèdent celles-ci, et ne peuvent en conséquence les remplacer que fort incomplètement. — Les fumigations aromatiques auraient, d'après le docteur Marc, beaucoup plus d'efficacité ; tout porte à croire, dit cet auteur, qu'on peut remplacer le tabac par une plante aromatique contenant beaucoup d'huile essentielle, comme la sauge, la lavande, etc., et dont on pourrait augmenter l'action en y ajoutant une résine quelconque, surtout la résine de benjoin, qui dégage pendant sa combustion une grande quantité d'acide benzoïque. Ces fumigations sont donc celles auxquelles je vous conseille d'avoir recours, si, par une raison quelconque, vous vous trouvez empêchés de mettre en usage les lavemens de fumée de tabac.

Le plus simple et peut-être le plus commode de tous les appareils destinés à l'administration des fumigations, se compose d'une pipe allumée dont on introduit le tuyau dans l'anus et d'une pipe vide abouchée au fourneau de la première. Il suffit de souffler dans le tuyau de la pipe vide pour faire pénétrer la fumigation dans l'intestin. Les sauvages de l'Amérique secouraient les noyés en remplissant de fumée de tabac une vessie d'animal à laquelle était adaptée une canule qu'ils plaçaient dans le fondement ; en comprimant la vessie, ils forçaient la fumée à pénétrer dans le canal digestif. Je ne vous décrirai pas les appareils fumigatoires plus ou moins compliqués qui ont été employés à différentes époques : tous se rapprochent plus ou moins du soufflet de Pia ou de la pompe fumigatoire qui se trouve actuellement dans toutes les boîtes de secours. Il vous suffira de jeter un coup d'œil sur ce dernier instrument pour en concevoir le mécanisme et la manière dont il faut s'en servir.

Voici les régles qui doivent vous guider dans l'emploi des fumigations :

1o Vous n'aurez recours à ce moyen qu'après avoir épuisé ceux qui sont propres à rétablir directement l'hématose pulmonaire et la chaleur animale.

2o Vous devrez procéder, à plusieurs reprises, à l'insufflation dans le rectum, en ayant soin de ne jamais la porter assez loin pour déterminer le ballonnement du ventre.

3o Après chaque fumigation, qui n'aura que 2 ou 3 minutes de durée, vous exercerez sur le ventre une compression modérée, afin d'expulser une partie de la vapeur poussée dans l'intestin et de donner la facilité de revenir à une fumigation nouvelle.

4o Si des selles copieuses, des nausées et des vomissemens avaient lieu, vous suspendriez immédiatement les fumigations.

5o Vous les cesserez d'une manière définitive dès que la respiration et la circulation seront entièrement rétablies.

Electricité et Galvanisme. — Bernoulli est, je crois, le premier qui soit parvenu à rappeler à la vie, par l'excitation électrique, des animaux qui avaient été submergés pendant un laps de temps plus ou moins considérable. Hufeland, Fine et d'autres auteurs préconisèrent depuis le même moyen pour combattre les accidens asphyxiques. Cette méthode de traitement inspira même une telle confiance, à son origine, que la ville de Hambourg fit placer une machine électrique dans chacun de ses établissemens de secours. Mais l'emploi de ces appareils ne paraît pas avoir donné les résultats avantageux qu'on en avait d'abord espérés. Dans deux circonstances où l'électricité fut administrée par le doctr Holst, on voulut, dit M. Marc, stimuler la respiration encore faible, mais régulière, et les mouvemens encore peu sensibles du cœur ; mais ces actes vitaux cessèrent irrévocablement sous l'influence de la commotion électrique, et les individus succombèrent. Ces observations prouvent que l'électricité, appliquée même par des mains habiles et avec toutes les précautions désirables, peut avoir des résultats funestes, et que son usage doit être réservé pour quelques cas particuliers, que des hommes d'une instruction reconnue et d'une longue expérience peuvent seuls déterminer.

Si l'emploi de la machine électrique est, pour ainsi dire, abandonné de nos jours dans le traitement des asphyxiés, peut-être n'en devrait-il pas être de même de celui de la pile galvanique. Des expériences nombreuses ont prouvé que le fluide fourni par cet appareil peut déterminer des contractions dans tout le système musculaire de la vie organique et faire renaître chez les animaux submergés l'action contractile du diaphragme et des intestins. Aussi MM. Marc, Chaussier, Lestrohan et Leroy d'Etiolles pensent-ils que cet agent pourrait avoir chez les noyés des résultats fort avantageux, en dirigeant alternativement son action sur le diaphragme et le système digestif. Rien ne serait plus simple, d'ailleurs, que de faire traverser ces organes par un courant galvanique. Il suffirait pour cela de faire communiquer les fils conducteurs de la pile avec des aiguilles à acupuncture, placées au niveau des attaches latérales du diaphragme, et avec deux pièces métalliques que l'on placerait, l'une dans la bouche, l'autre dans le rectum. Le courant s'établirait dans les deux cas, aussitôt que la pile serait mise en action.

Je n'ai pas besoin de vous dire que l'excitation galvanique doit être employée avec les plus grandes précautions. Ainsi, en supposant que la pile mise à votre disposition se compose de 40 élémens de deux pouces et demi de côté, vous ne devez faire agir d'abord que 20 couples, en vous réservant la faculté d'augmenter graduellement la force de l'appareil. Vous aurez également soin de tenir compte de l'âge et du sexe du sujet ; les femmes, les enfans et les vieillards ne devant jamais être soumis à une excitation aussi forte et aussi prolongée que les hommes dans la force de l'âge.

Le galvanisme, appliqué comme je viens de l'exposer, n'a été, je crois, employé jusqu'ici, pour combattre la submersion, que par le docteur Strong ; les heureux résultats obtenus par ce médecin détermineront sans doute les praticiens à continuer ses essais.

Je ne quitterai pas ce sujet sans vous dire que le docteur Wolfart a proposé le magnétisme animal comme moyen de rappeler les noyés à la vie. Malheureusement l'action magnétique est encore entourée de tant de mystères et nous semble, pour notre compte, si problématique, qu'il nous faudrait plus que les deux faits rapportés par M. Wolfart pour nous déterminer à recommander l'agent qui lui inspire tant de confiance.

SIXIÈME LEÇON.

J'ai terminé dans la dernière séance l'exposé des méthodes curatives applicables à l'asphyxie par submersion ; pour compléter nos études sur ce sujet, il me reste à vous faire connaître l'ordre d'administration des secours, le temps pendant lequel on doit insister sur leur usage, et les signes caractéristiques de mort qui autorisent à les cesser d'une manière définitive.

L'expérience a prouvé que le salut d'un asphyxié ne peut être obtenu que lorsque la respiration se rétablit assez pour se signaler par des phénomènes sensibles ; nous devons conclure de ce fait que des diverses fonctions dont l'asphyxie suspend l'exercice, la respiration est la plus importante, et par suite, que les moyens destinés à la rétablir sont ceux auxquels il faut recourir tout d'abord. Cette régle est d'autant plus importante à observer que le rétablissement de la respiration entraîne, comme je vous l'ai déjà dit, celui de la circulation, de la chaleur et de l'influx nerveux, c'est-à-dire de la vie complète. Toutefois, les agens qui tendent directement à faire revivre ces derniers actes vitaux, bien que moins essentiels, ne doivent pas être négligés ; seulement leur administration se trouve subordonnée, quant au temps où elle doit avoir lieu et à sa durée, aux circonstances qui ont accompagné l'asphyxie, au degré de lésion qu'a éprouvé la fonction qu'ils sont appelés à rétablir, aux complications qui peuvent exister, etc. Vous concevez qu'il me serait impossible de vous donner ici les régles qui doivent vous guider dans ces différens cas ; ce que je puis faire, c'est de vous indiquer la marche que je considère comme le plus communément applicable, et je la formule ainsi :

Après avoir soustrait le sujet à l'action de la cause asphyxiante, avoir débarrassé la bouche des glaires et autres corps qui peuvent s'y trouver, on tentera, sur le lieu même de l'accident, quelques essais propres à rétablir la respiration ; en même temps on enlèvera les vêtemens mouillés, on essuyera le corps, on le couvrira aussi bien que possible et on le transportera à l'établissement de secours.

Aussitôt arrivé, on le revêtira d'une chemise et d'un bonnet de laine, on le placera sur une table garnie d'un matelas et de couvertures, la tête et la poitrine convenablement élevées, et l'on pratiquera les manœuvres indiquées pour faire renaître les fonctions respiratoires.

On cessera ces manœuvres pour peu que la respiration se manifeste et on les reprendra si elle se suspend de nouveau.

Les frictions seront en même-temps employées. On les continuera aussi long-temps que la chaleur et la respiration ne seront pas complétement rétablies.

Les moyens destinés à faire renaître la chaleur seront mis en usage le plus promptement possible. On commencera par les fers à repasser, la bassinoire, les sachets chauds, etc., plus tard, on employera, si la nécessité s'en fait sentir, le caléfacteur et le bain.

Toutes les cinq minutes on fera des tentatives pour ranimer la respiration, et on les continuera jusqu'à son entier rétablissement. Si alors le malade éprouve des nausées et si le creux de l'estomac est tendu, on provoquera le vomissement en titillant la luette.

On pourra, après une demi-heure de ces tentatives, employer les fumigations. Chacune d'elles ne devra pas durer plus de deux minutes.

Aucune substance ne sera donnée par la bouche avant le rétablissement de la respiration et de la déglutition.

Les émissions sanguines ne seront mises en usage qu'après le retour complet à la vie et pour combattre les congestions qui pourraient alors exister.

Les hommes de l'art seuls appliqueront le galvanisme. Ils devront faire précéder l'emploi de cet agent des moyens de traitement qui viennent d'être indiqués.

Les lavemens avec des substances liquides ne seront administrés qu'après que le retour à la vie se sera manifesté par des signes évidens.

Les frictions et l'application de la chaleur seront continuées pendant toute la durée de l'administration des secours. Si après trois heures de tentatives, on n'a obtenu aucun succès, on laissera reposer le sujet pendant trois autres heures, en ayant soin d'entretenir la chaleur du corps et de pratiquer de temps en temps les manœuvres propres à rétablir la respiration.

Si le noyé reprend ses sens, mais s'il reste chez lui de la faiblesse, de l'oppression, du trouble dans les fonctions circulatoires, s'il présente des signes de congestion sanguine vers un organe important, on lui donnera sur place les soins que son état réclame. S'il est en état d'être déplacé sans danger, on le fera transporter immédiatement chez lui ou dans un hôpital.(1)

Je viens de vous dire que les secours que réclame l'asphyxie par submersion doivent être administrés sans interruption pendant plusieurs heures; le secouriste qui enfreint ce précepte et abandonne le sujet remis entre ses mains avant d'avoir acquis la certitude que tout principe de vie est éteint en lui, manque au premier de ses devoirs. Combien de fois cependant cette faute n'a-t-elle pas été commise! combien de fois ne s'est-on pas empressé de dire qu'un noyé ne pouvait être sauvé, alors que la submersion n'avait duré que quelques minutes, et qu'il n'existait aucun signe propre à faire distinguer la mort apparente de la mort réelle? Je dois le dire ici, si malgré les améliorations introduites dans la thérapeutique des noyés, on en sauve si peu aujourd'hui, c'est qu'on désespère trop vite des ressources de l'art et qu'on n'insiste pas assez long-temps sur les remèdes indiqués par l'expérience, dans la persuasion où l'on est qu'un noyé est mort lorsque son séjour dans l'eau s'est tant soit peu prolongé. Il est de mon devoir de vous prémunir contre une opinion qui peut avoir

(1) Marc, Fodéré, etc.

d'aussi funestes conséquences et de vous citer quelques faits qui vous démontreront combien elle est erronnée.

Je ne vous parlerai pas des noyés qui ont été rappelés à la vie après une submersion de cinq minutes à un quart d'heure; ces faits sont fréquens dans les établissemens où les secours sont convenablement administrés; j'arriverai de suite à des observations plus remarquables. On lit dans le Dictionnaire des Sciences médicales *(Art. noyés)* que parmi les nombreux noyés qui ont dû leur rétablissement à la société humaine de Londres, depuis 1774 jusqu'à 1797, beaucoup avaient été 20 à 40 minutes sous l'eau, et qu'un entre autres y avait séjourné pendant 43 minutes. Les mémoires de la société humaine d'Amsterdam ont donné en 1779 l'histoire de 19 noyés, dont plusieurs avaient été trois quarts d'heure sous l'eau. Pia et Desgranges citent des faits analogues. Tissot a vu rappeler à la vie une personne qui avait été submergée pendant une demi-heure. Franck affirme qu'on a quelquefois réussi après trois heures de séjour dans l'eau. Pouteau raconte que M. Cherrest, en traversant le Var au mois de janvier 1749, fut englouti avec sa chaise de poste. Des plongeurs le retirèrent au bout de plus de deux heures, et les secours qu'on lui prodigua furent néamoins suivis du plus heureux succès.

Ces observations suffisent pour démontrer que les actes les plus essentiels à la vie peuvent être parfois suspendus pendant un temps fort long, sans que la mort en soit la conséquence, et que certains individus, considérés comme ayant cessé de vivre, ne sont en réalité que dans un état de mort apparente. Vous concevez que cette circonstance doit particulièrement se reproduire dans les accidens qui, comme les asphyxies, déterminent une rapide extinction des actes vitaux, sans lésion grave du tissu des organes. Au reste, les exemples où la mort apparente a été confondue avec la mort réelle sont loin d'être rares. Bruhier, dans son ouvrage sur l'incertitude des signes de la mort, a rassemblé 181 cas où cette erreur a été commise. Parmi ces cas figurent 52 individus enterrés vivans, 4 ouverts avant leur mort, 53 personnes revenues spontanément à la vie, après avoir été enfermées dans un cercueil, et 72 autres réputées mortes sans l'être. Les hommes de l'art eux-mêmes ne sont pas à l'abri de l'erreur contre laquelle

je cherche à vous prémunir. Guillaume Peu a pratiqué l'opération césarienne sur une femme vivante qu'il regardait comme
ayant cessé de vivre. Le chirurgien qui fit l'autopsie de l'abbé
Prévost commit une méprise analogue. A peine eut-il plongé son
scalpel dans le corps du malheureux apoplectique, qu'un cri
arraché par la douleur à sa victime lui fit connaître que la vie ne
l'avait pas encore abandonnée. André Vésale eut la même faute
à se reprocher en faisant l'ouverture d'un gentilhomme espagnol,
mort en 1564. Enfin, plusieurs de vous ont sans doute entendu
citer ce gentilhomme qui, sous Charles IX, se qualifiait dans
ses actes, de trois fois mort, trois fois enterré, trois fois ressuscité
par la grâce de Dieu.

Dans quelques circonstances les fonctions essentielles à la vie
ont pu être suspendues pendant un temps plus ou moins long
par la seule puissance de la volonté. Un colonel anglais, mort au
commencement de ce siècle, jouissait de cette singulière faculté.
Malade depuis long-temps, il fit appeler les docteurs Cheyne et
Baynard, ainsi que Shrine, son pharmacien, et les rendit témoins
d'une expérience aussi curieuse que rare, celle de mourir et de
renaître en leur présence. S'étant couché sur le dos, il resta un
instant immobile, et bientôt on n'aperçut plus en lui aucun
signe de vie : son pouls s'arrêta de même que les battemens du
cœur. On ne voyait aucune apparence de respiration, pas même
par l'épreuve du miroir. Il resta dans cet état pendant une demi-
heure; ensuite, au grand étonnement des assistans, il reprit
l'exercice de ses fonctions, se releva, fit appeler son notaire pour
ajouter un codicile à son testament et mourut très-paisiblement
huit heures après. (1)

Ces faits et d'autres analogues que vous trouverez dans les
recueils scientiques ne portent-ils pas à penser que la viabilité
d'un sujet peut subsister encore quelque temps après que tout
espoir semble interdit, et ne penche-t-on pas à adopter la manière
de voir de Stevenson qui soutenait, en thèse générale, que la mort
ne suivait pas inévitablement le repos absolu des solides, et que
nous ne savons pas si les malades que nous croyons décidément

(1) Voyez Annales de Littérature Médicale Étrangère.— Septembre 1809.

morts ne restent pas plusieurs heures dans un état d'épuisement syncopal duquel ils peuvent revenir? Quoi qu'il en soit de cette opinion, toujours est-il que les apparences de la mort sont souvent trompeuses, et que pour éviter de funestes méprises, les notions propres à vous faire distinguer la mort apparente de la mort réelle doivent vous être familières.

Ce que je viens de dire a dû vous convaincre que les signes regardés par le vulgaire comme caractéristiques de la mort peuvent souvent induire en erreur. Que pourriez-vous conclure, par exemple, de la cessation des facultés sensoriales et intellectuelles, de la respiration et de la circulation? Vous avez vu que la suspension de ces actes, prolongée même pendant plusieurs heures, n'avait pas empêché des asphyxiés de reprendre leurs sens par un traitement convenable. Le refroidissement du corps est un effet constant de l'asphyxie par submersion, de la syncope prolongée, etc., et ne peut conséquemment être considéré comme un signe de mort. — L'aspect des tégumens ne fournit pas de caractères plus certains; la lividité ou la paleur de la peau sont souvent la suite de l'impression du froid, quelquefois la conséquence d'une émotion vive, d'une maladie du cœur, enfin il est des individus dont la peau présente pendant la vie une teinte plombée et un aspect cadavéreux. L'affaissement du globe de l'œil peut manquer après la mort et s'observer pendant le cours de certaines maladies. — La perte de transparence de la main et des doigts, que Fodéré regarde comme un signe de grande valeur, ne mérite pas la confiance que cet auteur lui accorde; on peut l'observer pendant la vie, chez certains individus à peau épaisse et à mains calleuses. Bruhier pense que le défaut de redressement de la mâchoire inférieure, après qu'elle a été abaissée avec force, est un signe que toute vitalité est éteinte; mais ce caractère ne mérite aucune confiance, car il peut se rencontrer dans la syncope.

Il résulte de cette discussion que les signes que je viens d'énumérer, pris isolément, sont tout-à-fait insuffisans pour distinguer la mort réelle de la mort apparente. Cependant lorsque plusieurs de ces signes se trouvent réunis, les probabilités augmentent, et l'on se trouve en quelque sorte autorisé à regarder la mort comme certaine, quand ils existent depuis plusieurs heures, que la température du corps a continué à baisser, malgré les frictions , et que la peau ne s'est pas colorée sous l'influence de ce moyen. Le secouriste peut alors, sans être taxé de négligence, cesser l'administration des secours, car il est plus que probable que rien ne pourra désormais rappeler le noyé a la vie.

J'arrive actuellement aux caractères qui ne laissent aucun doute sur la réalité de la mort; ce sont: 1o la putréfaction ; 2o l'insensibilité des muscles à l'influence galvanique; 3o la raideur cadavérique.

1° *La putréfaction* est de tous les signes de la mort le plus certain et celui dont l'existence prévient infailliblement toute méprise. Ses caractères sont d'ailleurs tellement tranchés, qu'il est impossible de la confondre avec les lésions qui ont avec elle le plus de ressemblance.

2o Lorsqu'un muscle, mis à découvert, ne se contracte pas par l'action de la pile voltaïque, toute irritabilité est éteinte et la mort n'est plus douteuse.

3o *La rigidité cadavérique* est un effet constant de la mort; elle est, par conséquent, l'un de ses signes caractéristiques et celui dont on se sert le plus souvent pour la constater. Voici les caractères que Louis et Nysten lui assignent : elle commence par le tronc et le cou, gagne les membres supérieurs et s'étend de là aux membres abdominaux, en se dissipant elle suit la même marche; le moment où elle commence à se manifester coïncide avec celui où la chaleur vitale paraît s'éteindre; elle survient d'autant plus promptement que la température est plus basse ; elle persiste d'autant plus long-temps qu'elle s'est développée plus tard.

La raideur cadavérique ne peut être confondue qu'avec celle qui suit la congélation et le spasme musculaire qui s'observe dans certains états convulsifs; mais dans la congélation, en pliant un membre, on brise les petits glaçons qui se sont formés dans le tissu cellulaire et l'on produit un bruit comparable au *cri de l'étain*. Dans la raideur convulsive, on parvient bien à plier un membre; mais l'état convulsif reprend toute son énergie, du moment que la puissance qui l'a vaincu cesse de s'exercer. Dans la rigidité cadavérique, au contraire, dès qu'on parvient à plier une articulation, elle reste dans un état de souplesse tel que la moindre force suffit pour renouveler la flexion.

Je me résume, messieurs, et je conclus de tout ce qui précède: 1º que si une submersion de quelques minutes suffit pour causer la mort, il existe néanmoins des faits irrécusables qui prouvent la possibilité de sauver les noyés qui auraient séjourné dans l'eau un quart d'heure, une demi-heure, une, deux et même trois heures; 2º que la vie peut rester pendant plusieurs heures à l'état latent, et ne se manifester par aucun des phénomènes qui la révèlent ordinairement; 3º qu'on doit dans tous les cas s'efforcer de ranimer ce reste de vie, qu'il vaut toujours mieux supposer que de ne point admettre dans les *morts subites* ; 4º que dans aucun cas le retard qu'auront pu éprouver les secours ne devra devenir un motif pour les abandonner ou pour les appliquer avec négligence, car des secours tardifs peuvent être couronnés de succès; 5º que l'emploi des moyens curatifs ne doit être définitivement abandonné que lorsqu'il y a certitude que toute vie est éteinte ; 6º que les seuls caractères qui peuvent faire distinguer la mort réelle de la mort apparente, sont la rigidité cadavérique, la putréfaction et l'insensibilité du système musculaire à l'influence du galvanisme.

SEPTIÈME LEÇON.

Les moyens curatifs que nous avons étudiés dans les précédentes séances, quoique concernant particulièrement l'asphyxie par submersion, sont néanmoins applicables, en grande partie, aux autres genres d'asphyxie dont je vais vous entretenir. En effet, si les causes sous l'influence desquelles ces asphyxies se manifestent, leur impriment souvent un caractère particulier, toujours est-il que la nature de l'affection principale ne change pas et que les bases de son traitement restent les mêmes. Toutefois, je ne dois pas vous laisser ignorer que des épiphénomènes de diverse nature viennent souvent s'ajouter aux symptômes asphyxiques, et qu'ils sont quelquefois assez graves pour être combattus avec tout autant de sollicitude que les accidens qui dépendent de l'asphyxie proprement dite. J'aurai soin d'insister sur ce point, en vous parlant de chaque espèce d'asphyxie, et de vous faire connaître les remèdes spéciaux qui doivent être alors employés. Les régles d'hygiène à observer et les mesures propres à prévenir ou à neutraliser l'action des causes asphyxiantes, vous seront aussi exposées dans tous leurs détails. Plus répandues parmi les ouvriers qu'elles ne le sont maintenant, ces notions les mettront à même de prévoir le danger et d'éviter les catastrophes aux quelles ils sont si souvent exposés par la nature de leurs travaux.

ASPHYXIE PAR LA VAPEUR DU CHARBON.

Un gaz impropre à la respiration se dégage constamment du charbon allumé. Composé d'acide carbonique et d'azote, auxquels se joint souvent une certaine proportion d'hydrogène carboné, ce gaz exerce sur l'économie une action délétère qui amène promptement la mort.

L'asphyxie par le charbon est, sans contredit, une des plus fréquentes et en même temps une de celles que l'on peut le plus facilement prévenir. Il vous suffira, pour atteindre ce but, de mettre en pratique les préceptes suivans, que j'emprunte à l'ouvrage du docteur Marc :

1o Le local où se trouve du charbon en combustion doit être suffisamment aëré ; on y établira des courans d'air qui auront pour effet d'enlever continuellement le gaz délétère qui s'y développe.

2o On doit éviter d'allumer de trop grandes quantités de charbon dans un espace rétréci ; si l'on y est forcé, on arrosera le sol avec de l'eau de chaux, qui a la propriété d'absorber la vapeur malfaisante, et à son défaut, on fera dégager, dans l'appartement, une certaine quantité de vapeur d'eau pour dissoudre le gaz méphitique.

2o Le charbon qu'on allume dans un appartement doit être, autant que possible, placé sous la cheminée, afin que le courant d'air entraîne la vapeur qu'il produit.

4o C'est une erreur de croire qu'un morceau de fer placé sur le brasier en détruit les mauvais effets.

5o L'air de l'appartement peut encore être dangereux, bien que le brasier soit éteint depuis quelque temps.

6o Le dégagement des vapeurs malfaisantes peut continuer après que le charbon a été recouvert de cendres.

7o La braise est en tous points assimilable au charbon ; son emploi exige en conséquence les mêmes précautions.

La vapeur du charbon exerce sur l'organisme une double action délétère : d'une part, elle suspend l'hématose pulmonaire; d'autre part, elle agit sur le sang comme une substance toxique : c'est vous dire que l'asphyxie qu'elle occasionne est toujours compliquée de méphitisme, circonstance qui ne peut qu'aggraver le danger.

Soustraire le malade au milieu asphyxiant, l'exposer à l'action vivifiante d'un air libre et frais, le débarrasser de ses vétemens et pratiquer les manœuvres propres à rétablir les fonctions respiratoires, tels sont les premiers secours à donner dans l'asphyxie par la vapeur du charbon. Mais quels qu'aient été les résultats de ces moyens, il faut toujours recourir aux affusions froides qui jouissent ici d'une incontestable efficacité ; en conséquence, de deux minutes en deux minutes, on projettera au visage un verre d'eau froide et l'on continuera l'emploi de ce moyen jusqu'à ce qu'il ait imprimé au système nerveux l'excitation nécessaire à l'exercice des actes vitaux. Des frissons accompagnés de tremblemens convulsifs annoncent le retour de la vie et l'instant où les affusions doivent être suspendues. C'est alors qu'il faut employer les frictions, qui stimulent les houppes nerveuses de la peau et donnent lieu, d'après Broussais et M. Ségalas, à une sorte de respiration cutanée, à un commencement d'oxygénation du sang contenu dans les capillaires de la peau.

L'asphyxie dont je vous parle s'accompagne souvent de congestions viscérales, parmi lesquelles celles du cerveau et des poumons sont les plus dangereuses. Ces complications exigent l'emploi immédiat des émissions sanguines. Si le sujet est sanguin, et si plusieurs organes sont menacés à la fois, il convient d'employer la saignée générale. S'il est faible, lymphatique, si la congestion est plutôt imminente qu'effectuée, les sang-sues ou les ventouses doivent être préférées. Il est bon, dans tous les cas, pour prévenir le *raptus* qui s'opère souvent vers le cerveau et la poitrine, d'exciter fortement les membres inférieurs avec des synapismes ou un liniment irritant.

Dès que la déglutition s'effectue librement, on peut accorder au malade une boisson rafraîchissante et acide. Les spiritueux, que le vulgaire préconise, doivent être proscrits.

Une observation publiée récemment par M. L'Héritier tend à démontrer les avantages du galvanisme dans l'asphyxie par le charbon. Une jeune fille avait commencé à s'asphyxier à quatre heures du matin, et à huit heures seulement on lui porta secours. Pendant deux heures, les moyens les plus énergiques furent employés sans aucun résultat ; c'est alors que l'on résolut de tenter l'application du galvanisme. On plaça l'un des pôles d'une pile de vingt-quatre élémens dans le pharynx et l'autre dans le rectum ; quatorze minutes après, quelques mouvemens se manifestèrent dans l'intestin et la malade ne tarda pas à revenir à la vie. Ce fait parle assez en faveur du galvanisme pour qu'il soit inutile de le commenter. *(Compend. de Méd.)*

Les chances de guérison que présente l'asphyxie dont nous nous occupons varient avec les circonstances qui ont accompagné son développement. La coloration livide, la turgescence de la face, l'issue du sang par le nez, sont d'un fâcheux augure. Le pronostic est plus grave encore lorsque la vessie s'est vidée et que des selles involontaires ont eu lieu.

Le temps pendant lequel on doit insister sur l'emploi des remèdes ne saurait être fixé. Harmant, qui le premier en France fit connaître les bons effets des affusions froides, passa plus de trois heures auprès de deux jeunes filles ayant de voir le moindre signe de vie se manifester, et cependant elles furent sauvées. M. Bourgeois a guéri un sujet qui pendant près de trois heures ne donna aucun signe de vitalité et qui ne reprit connaissance qu'après douze heures de traitement ; ici, comme dans toute autre espèce d'asphyxie, les secours ne doivent être abandonnés qu'après l'apparition des signes rationnels de la mort.

ASPHYXIE PAR LES VAPEURS QUI RÉSULTENT DE LA FERMENTATION ALCOOLIQUE.

Dans cette espèce d'asphyxie, les symptômes qui dépendent de la suspension de l'hématose sont bien moins dangereux que ceux qui sont la conséquence de l'action exercée sur le système nerveux par la vapeur méphitique ; car les seconds produisent souvent la mort avant que les premiers aient acquis un développement essentiellement mortel. Cette asphyxie doit être combattue, d'après M. Collard de Martigny, par les émissions sanguines, les excitans appliqués à la peau et au canal intestinal, les affusions d'eau froide vinaigrée et le galvanisme. Les symptômes nerveux qui la compliquent en rendent le pronostic fort grave ; non seulement ils font courir au malade un danger immédiat, mais encore ils l'exposent à des accidens secondaires le plus souvent mortels.

ASPHYXIE PAR L'AIR NON RENOUVELÉ.

Vous n'avez sans doute pas oublié ce que je vous ai dit des altérations que les fonctions respiratoires font éprouver aux propriétés chimiques de l'atmosphère ; vous vous rappelez que l'air chassé des poumons, après avoir servi à l'hématose, renferme une plus grande quantité d'acide carbonique et se trouve privé d'une proportion équivalente d'oxygène. Il résulte de ce fait que l'entassement d'un certain nombre d'individus dans un lieu où l'air ne se renouvelle pas, a pour effet de rendre plus ou moins promptement l'atmosphère de ce lieu impropre à la respiration. On conçoit dès lors que des accidens se développent chez les personnes qui respirent cet air vicié, et qu'une véritable asphyxie puisse se manifester, si elles ne sont pas promptement soustraites à son action délétère. Heureusement ce genre d'asphyxie est fort rare(1); le plus communément tout se borne à un sentiment d'an-

(1) Percy en rapporte un exemple fort remarquable (Jour. de Méd. T. XX). Il s'agit de 146 personnes renfermées dans une chambre de 21 pieds carrés, qui n'avait pas d'autre ouverture que deux petites fenêtres donnant sur une galerie. Après quatre heures de réclusion, tous ceux qui étaient encore en vie et qui n'avaient point respiré aux fenêtres un air moins infect, étaient tombés dans une stupidité léthargique ou dans un affreux délire; après six heures, il n'y avait plus que 50 vivans. Quelque temps après, la prison fut ouverte, et de 146 hommes qui y étaient entrés, il n'en sortit que 23 vivans.

goisse, accompagné de défaillance, que l'on fait promptement cesser en soumettant le malade à l'action d'un air vif et frais et de quelques aspersions d'eau froide.

ASPHYXIE PAR LE GAZ DE L'ÉCLAIRAGE.

M. Devergie et Tourdes sont les seuls qui, jusqu'à ce jour, se soient particulièrement occupés de cette espèce d'asphyxie. Il résulte de leurs recherches que le gaz de l'éclairage n'agit pas comme simple cause d'asphyxie, par la substitution d'un air non respirable à l'air atmosphérique, mais qu'il est doué de propriétés toxiques spéciales qui influencent tout d'abord le système nerveux, de telle sorte que la respiration ne se trouble d'une manière vraiment grave que dans les derniers momens.

Le gaz de l'éclairage révèle son action par des phénomènes morbides qui lui sont propres : invasion insidieuse et lente des symptômes, mal de tête, vertiges, nausées, vomissemens, troubles des facultés intellectuelles, perte absolue de connaissance, affaiblissement général, paralysies partielles, convulsions, phénomènes d'asphyxie apparaissant avec lenteur, mais complets et prédominans dans les derniers instans de la vie. (*Devergie*.)

Le gaz dont je vous parle paraît être délétère pour l'homme, même quand il constitue moins d'un douzième de l'atmosphère. L'air ainsi altéré n'éteint point une bougie allumée et peut encore servir à la combustion.

Le traitement de l'asphyxie par le gaz de l'éclairage ne présente rien de particulier; il est en tout semblable à celui que je vous ai indiqué à l'occasion des accidens déterminés par la vapeur du charbon.

ASPHYXIE PAR LE GAZ DES FOSSES D'AISANCE.

Le gaz qui donne lieu à l'asphyxie des fosses d'aisance (plomb des vidangeurs) est tantôt composé d'air atmosphérique, d'hydrogène sulfuré, et d'hydrosulfate d'ammoniaque; tantôt d'azote, d'acide carbonique et de quelques atòmes d'oxygène. Dans tous les cas il est constamment imprégné d'une matière animale putrifiée qui lui communique une odeur *sui generis*.

Le gaz méphitique des fosses d'aisance peut occupér le vide qui s'y trouve, étre accumulé sur la *croûte*, dans la *pyramide*, ou enfin dans la partie connue sous le nom de *gratin*. Sa composition se reconnaît aux caractères suivans: il répand une odeur d'œufs pourris et d'alcali volatil, irrite fortement les yeux et n'éteint pas les corps en combustion, lorsqu'il est formé d'air atmosphérique, d'hydrogène sulfuré et d'hydrosulfate d'ammoniaque; il est peu odorant et éteint les corps enflammés qu'on y plonge, lorsqu'il se compose d'azote, d'oxigène en petite quantité et d'acide carbonique.

Voici les précautions à prendre pour éviter les accidens qu'il peut occasionner; avant d'entreprendre le curage, il faut descendre dans la fosse une bougie allumée et voir si elle continue de brûler; si elle s'éteint, l'atmosphère du lieu d'aisance doit être renouvelée à l'aide de la ventilation, ou les gaz méphitiques détruits par leurs neutralisans chimiques, avant que les travaux de vidange ne commencent. Si la lumière ne s'éteint pas, on peut en conclure qu'il se trouve assez d'oxigène dans la fosse pour entretenir la vie, et qu'il suffira, pour y séjourner sans danger, de séparer de l'air les gaz délétères qui y sont mélangés. Cette séparation s'effectue par des procédés fort simples: quand la fosse est méphitisée par l'acide carbonique, on l'assainit en y versant quelques seaux de lait de chaux que l'on mêle aux matières; l'eau chlorurée, employée de la même manière, neutralise l'hydrogène sulfuré et l'hydro-sulfate d'ammoniaque. L'azote et quelques autres gaz ne peuvent être détruits que par le fourneau ventilateur.

Avant de descendre dans la fosse, il faut rompre la croûte qui recouvre les matières et brasser celles-ci à fond. On facilite par cette manœuvre le dégagement des gaz accumulés sous la croûte, et on évite les accidens qu'ils ne manqueraient pas de produire en se dégageant en masse lorsque les ouvriers leur ouvriraient une issue.

Alors même que tout indique que l'air d'une fosse n'est pas

vicié, la personne qui y descend la première doit être munie d'un *bridage*, afin qu'on puisse la remonter promptement à la moindre incommodité.

La ventilation est le plus sûr moyen de purifier les lieux méphitisés. Il suffit pour l'établir, de suspendre à l'ouverture de la fosse un réchaud contenant du charbon allumé; la chaleur de ce foyer fait naître un courant d'air ascensionnel d'autant plus rapide que le feu a plus d'activité; l'air intérieur attiré au dehors, fait place à l'air extérieur, et après un temps plus ou moins long, le milieu infecté se trouve entièrement assaini.

Lorsque les gaz malfaisans se renouvellent par la nature des matières contenues dans la fosse, le fourneau ventilateur devient insuffisant; dans ce cas, les ouvriers ne doivent commencer la vidange qu'après avoir neutralisé les matières qui fournissent les gaz et s'être assurés que leur dégagement a cessé.

Pour prévenir tout danger d'explosion, les vidangeurs devraient être astreints à s'éclairer, dans l'intérieur des fosses, au moyen de *la lampe de Davy*.

Il peut arriver que les parois d'une fosse qui vient d'être vidée dégagent assez de gaz méphitiques pour asphyxier ceux qui y descendraient; il faut que douze ou quinze jours se soient écoulés depuis la vidange pour que cette circonstance ne soit plus à craindre.

Lorsque pour avoir négligé les précautions convenables, ou par suite d'un dégagement inopiné de gaz délétère, une ou plusieurs personnes se trouvent frappées d'asphyxie dans une fosse, il n'est qu'un seul moyen de leur sauver la vie, c'est d'y descendre et de les en retirer le plus promptement possible. Cette opération était jadis des plus dangereuses; mais grâce à l'appareil du colonel Paulin, elle peut être maintenant tentée sans péril; en effet, cet appareil met celui qui le porte à l'abri de l'action malfaisante de l'atmosphère dans laquelle il se trouve, et lui permet de travailler dans un lieu méphitisé comme il le ferait partout ailleurs (1).

---

(1) Voici comment M. Paulin décrit l'appareil dont il est l'inventeur :

..... J'ai recouvert le sapeur d'une large blouse en basane avec un masque d'une ligne d'épaisseur; au-dessous du masque est un sifflet à soupape pour faire les commandemens. — La blouse est serrée sur les

Les accidens du *Plomb* sont plus fréquens pendant les grandes chaleurs et les pluies d'été; l'humidité du sol , le mélange habituel d'eau de vaisselle ou de lessive avec les matières, les débris végétaux et animaux qu'on jette dans les fosses, le mauvais état de leurs parois, favorisent aussi ces accidens.

L'asphyxie occasionnée par l'azote et l'acide carbonique est d'autant plus insidieuse que la fosse méphitisée par ces gaz n'est pas sensiblement odorante; ce qui fait supposer aux ouvriers qu'ils peuvent y descendre sans danger, et que les phénomènes morbides sont toujours dans ce cas assez lents à se développer. Il arrive un moment, néanmoins, où ceux qui sont exposés à l'action des gaz dont nous parlons, sentent se manifester en eux un état de faiblesse, d'abattement et de malaise qu'ils cherchent en vain à surmonter; un peu plus tard, ils tombent en syncope et meurent s'ils ne sont pas secourus à temps. Le traitement qu'il convient d'employer dans les accidens de ce genre est en tout semblable à celui qui réclame l'asphyxie par la vapeur du charbon.

Lorsque l'asphyxie est occasionnée par l'hydrogène sulfuré et l'hydrosulfate d'ammoniaque, on doit avoir recours aux préparations chlorurées, qui ont la propriété de décomposer le gaz délétère. Après avoir soustrait l'asphyxié au foyer d'infection, on lui fait respirer du chlore, en lui plaçant sous le nez un mouchoir imbibé de chlorure de soude ou de chlore liquide; on doit cesser ce moyen dès que le malade est revenu à lui, car son action trop long-temps prolongée peut déterminer une grave inflamma-

hanches par une ceinture; deux bracelets ferment les poignets; deux bretelles placées en avant du bras de la blouse, passant entre les jambes et se bouclant derrière, servent à empêcher la blouse de remonter lorsque l'homme agit.

..... Cette enveloppe doit recevoir l'air nécessaire à la respiration. Dans ce but elle est percée d'un trou auquel est adapté un raccordement en cuivre; à ce raccordement vient se fixer la vis d'un boudin qui communique avec la pompe; en faisant agir celle-ci à vide, on envoie dans la blouse une grande quantité d'air qui la gonfle et tient l'homme dans une atmosphère continuellement renouvelée, ce qui lui permet de vivre sans aucune gène dans la fumée la plus infecte, ou dans tout autre gaz malfaisant, tant que la pompe fonctionnera.

tion des bronches. — L'alcali volatil, employé jadis contre le *plomb*, ne peut en aucune circonstance neutraliser les gaz qui le causent; c'est un simple stimulant du système nerveux, dont l'efficacité, dans le cas présent, ne peut être comparée à celle du chlore.

L'atmosphère qui entoure les vidangeurs asphyxiés peut quelquefois devenir dangereuse pour les personnes qui leur donnent des soins. Des lotions chlorurées, faites sur les diverses parties du corps des malades, feront cesser le danger que je vous signale et deviendront en même temps utiles aux asphyxiés eux-mêmes.

Je ne vous entretiendrai pas des asphyxies produites par le méphitisme des *égouts*, des *puits*, des *citernes*, etc.; occasionnées par des causes semblables, présentant les mêmes symptômes que l'asphyxie des fosses d'aisance, elle ont avec elle l'analogie la plus parfaite et réclament les mêmes moyens de traitement. Les considérations précédentes leur sont, en conséquence, tout-à-fait applicables.

HUITIÈME LEÇON.

ASPHYXIE PAR SUSPENSION ET PAR STRANGULATION.

Les phénomènes morbides que l'on observe chez les pendus peuvent être la suite de l'asphyxie, d'une congestion cérébrale, de l'action combinée de ces deux causes, ou enfin d'une lésion de la moëlle épinière. Dans ce dernier cas, la mort est instantanée et déterminée par la cessation de l'influx nerveux.

Il est souvent fort difficile de dire à laquelle des causes que je viens de mentionner sont dus les accidens occasionnés par la suspension ou la strangulation ; heureusement le traitement ne souffre pas de cette incertitude, car les moyens indiqués pour faire cesser l'asphyxie sont également propres à dissiper la congestion du cerveau.

Voici la marche à suivre dans l'administration des secours :

Après avoir enlevé la corde qui entoure le cou (1) et tout ce qui pourrait gêner la circulation, on placera l'individu sur un lit, dans la position demi-assise ; on exécutera les manœuvres propres à rétablir la respiration, et l'on fera de fréquentes aspersions d'eau froide au visage. Des frictions seront en même-temps pratiquées sur les différentes parties du corps. Si la peau est froide et livide, on emploiera les moyens que je vous ai précédemment indiqués pour rétablir la chaleur ; des embrocations

(1) Il n'est pas nécessaire, comme le pensent encore certaines personnes, d'attendre l'arrivée des agens de l'autorité pour décrocher un pendu et lui donner des soins. La loi n'a jamais ordonné une formalité qui peut avoir d'aussi funestes conséquences.

stimulantes, faites sur les membres inférieurs, auront le double avantage d'agir comme excitant du système nerveux et comme moyen de révulsion.

L'état congestionnel du cerveau, caractérisé par la lividité et la bouffissure de la face, la tension des vaisseaux du cou et du front, le gonflement de la langue, l'injection des yeux, etc., nécessite l'emploi immédiat des émissions sanguines. La saignée est ici généralement préférable aux sang-sues et aux ventouses. Lorsque, par une raison quelconque, on emploie celles-ci, on doit les appliquer derrière les oreilles et entretenir pendant plusieurs heures l'écoulement du sang.

Il est toujours avantageux de couvrir le crâne de compresses imbibées d'eau glacée ou vinaigrée, qu'on renouvelle à mesure qu'elles s'échauffent, jusqu'à ce que les symptômes de congestion aient entièrement cessé.

Aussitôt que le malade pourra avaler, on lui fera prendre quelques tasses de thé légèrement vinaigré.

Il ne faut pas se décourager et abandonner trop vite l'emploi de ces moyens, car on a vu des pendus qui étaient restés plusieurs heures sans donner aucun signe de vie, revenir à eux et guérir.

ASPHYXIE PAR CONGÉLATION.

Lorsqu'un froid vif exerce son action sur l'organisme, la déperdition de calorique, éprouvée par l'économie, détermine d'abord une plus grande activité des fonctions qui président au développement de la chaleur animale: la respiration s'accélère; le pouls devient plus développé; l'individu se sent plus vigoureux et plus apte à développer ses forces musculaires. Cette réaction persiste plus ou moins long-temps, suivant le degré de froid et la force du sujet. Mais si le froid continue, il arrive un instant où les fonctions, épuisées par une activité insolite, tombent dans l'inertie; la calorification suit la même marche décroissante; le sujet ne réagit plus qu'imparfaitement contre le froid; il se fatigue, perd son énergie physique et morale et finit par ne plus désirer que le sommeil, qui bientôt devient irrésistible. C'est alors que la chaleur animale tend à se mettre en équilibre avec la température extérieure, que le système nerveux tombe dans la torpeur et que la vie se concentre dans les parties les plus profondes de l'économie, pour ne laisser au sujet que les apparences de la mort.

Comme vous voyez, les accidens occasionnés par le froid ne sont pas toujours de même nature ; la réaction organique qui précède la prostration dont je viens de parler, peut être poussée à un tel degré qu'il en résulte tous les symptômes d'une congestion cérébrale ou pulmonaire mortelle. Dans ce cas, dit M. Bégin, les sujets chancèlent, s'expriment avec difficulté, éprouvent des hémorragies nasales, pulmonaires ou autres, tombent sur le sol et périssent au milieu de secousses convulsives analogues à celles de l'épilepsie. Mais dans les cas les plus ordinaires, ajoute le même auteur, la mort est le résultat de l'extinction graduée des forces organiques. Elle est favorisée par la débilité générale, les privations, la fatigue des longues marches, l'affaiblissement des forces morales et toutes les forces dépressives analogues. Avant de succomber, les sujets tombent alors constamment dans un état de mort apparente ou d'asphyxie, susceptible de se prolonger pendant plusieurs heures et même *quelques jours*(1) sans entrainer la mort réelle. On a dans ces cas d'autant plus d'espoir de rappeler le sujet à la vie, qu'il jouissait, avant d'être frappé par le froid, d'une énergie vitale plus grande, qu'il a lutté pendant moins long-temps contre l'influence débilitante de la soustraction du calorique, et qu'il avait moins souffert auparavant de la privation des alimens. L'ivresse favorise singulièrement l'action stupéfiante du froid, et rend ses atteintes beaucoup plus profondes et plus graves.

Vous concevez que les phénomènes morbides que je viens de vous indiquer, quoique dérivant d'une cause unique, sont d'une nature trop opposée pour réclamer les mêmes moyens curatifs. Aussi importe-t-il, avant d'établir le traitement, de déterminer si

(1) Reeve cite dans son livre sur la torpeur l'observation d'une femme qui, au retour du marché, fut assaillie par un tourbillon de neige ; elle y resta huit jours, à six pieds de profondeur, au bout desquels elle fut retrouvée vivante et ayant conservé sa sensibilité.

les accidens sont la suite d'une réaction sanguine trop intense, d'un affaiblissement des forces organiques, ou d'un état asphyxique occasionné par la suspension de toute action vitale.

Dans le premier cas, il convient d'employer les moyens propres à appaiser les mouvemens-désordonnés de l'organisme et la surexcitation des fonctions respiratoires et circulatoires. Le repos au lit dans un lieu frais, les boissons tièdes légèrement antispasmodiques (infusion de tilleul, de feuilles d'oranger, etc.), le bain tiède, de douces frictions pratiquées sur les différentes parties du corps, l'éloignement de toute cause d'excitation, suffisent, en général, pour faire cesser les symptômes Si toutefois il existait des signes de réaction vive ou de congestions viscérales, il ne faudrait pas hésiter à recourir aux émissions sanguines, qui, seules, en pareil cas, peuvent entraver les progiès du mal et prévenir les accidens.

Lorsque l'action du froid a fait naître un engourdissement général, que l'individu se sent défaillir, se refuse à tout mouvement et éprouve une invincible propension au sommeil, il est indiqué de ranimer les propriétés vitales et de rappeler la chaleur ; mais on ne peut prendre trop de précautions pour atteindre ce résultat, car l'emploi prématuré de moyens excitans trop énergiques, ou d'une chaleur artificielle trop élevée, ferait éprouver à l'économie un trop prompt changement d'état, que sa torpeur actuelle ne lui permettrait pas de supporter impunément. Il convient dans ce cas de débarrasser le malade de ses vêtemens, de le transporter dans un appartement frais (10+0), de le frictionner avec une flanelle douce, froide d'abord, puis chauffée et de lui faire prendre une boisson légèrement stimulante (infusion de menthe ou de mélisse, mêlée d'une petite quantité de vin ou d'eau-de-vie). Lorsque la chaleur commence à renaître, que l'engourdissement se dissipe et que les membres perdent de leur rigidité, on couche le malade dans un lit chaud et l'on continue les frictions. Ce n'est que plus tard, lorsque la chaleur est à peu près rétablie, que le pouls s'est relevé, qu'on peut sans danger administrer du vin chaud et mettre en usage les autres moyens précédemment indiqués pour ranimer la calorification.

Lorsque l'action du froid a été assez intense ou assez prolongée pour suspendre tous les mouvemens vitaux et déterminer la mort apparente, il importe encore plus, que dans le cas précédent, de n'employer qu'avec une extrême réserve les moyens destinés à rétablir la chaleur animale. Un individu atteint d'asphyxie par congélation qu'on exposerait à la chaleur d'un foyer serait irrévocablement perdu; l'organisme humain est alors tout-à-fait assimilable aux substances végétales et animales congelées; soumis comme elles à l'empire des lois physiques, l'action du calorique ferait naître en lui des réactions moléculaires qui altéreraient immédiatement la texture des parties, désorganiseraient les parenchymes et les rendraient désormais impropres à remplir leurs fonctions.

Voici les régles à suivre pour éviter les accidens que je viens de vous signaler : ∕

On déposera l'asphyxié dans un lieu dont la température ne devra pas dépasser celle de l'air extérieur; on le déshabillera, on le couvrira entièrement de compresses imbibées d'eau glacée; on le plongera dans un bain d'eau à zéro, ou bien encore on le recouvrira de neige et on l'y laissera jusqu'à la cessation de la raideur des membres. S'il se formait des glaçons à la surface du corps, il faudrait les enlever.

Des frictions faites d'abord sur le torse, puis sur les membres, soit avec de la neige, soit avec des linges imbibés d'eau à la glace, seront également utiles.

La raideur ayant disparu, on mettra en usage les moyens indiqués pour rétablir les fonctions respiratoires et l'on continuera les frictions.

C'est seulement alors qu'il est permis d'augmenter par gradation la chaleur du bain et des compresses mouillées, jusqu'à la porter à $28^o + R$.

Aux premiers signes de vie, on essuiera le corps et on le placera dans un lit qui ne doit pas être plus chaud que ne l'est le corps lui-même.

Aussitôt que la déglutition sera possible, on administrera une tasse de thé ou toute autre infusion aromatique mêlée d'un peu d'eau-de-vie. Ces boissons seront données tiédes. Plus tard on pourra permettre une petit quantité de vin chaud ou de grog.

Si après l'emploi de ces moyens, la réaction était assez forte pour faire craindre une congestion du cerveau ou du poumon, on s'efforcerait de prévenir ces accidens par les révulsifs et les émissions sanguines.

Il arrive souvent que des congélations locales viennent compliquor les symptômes asphyxiques ; on doit, dans cette circonstance, appliquer à la partie gelée des moyens curatifs analogues à ceux que je viens d'indiquer et en continuer l'usage aussi longtemps que le membre atteint de congélation n'a pas recouvré sa vitalité. (1)

ASPHYXIE PAR LA FOUDRE.

L'action de la foudre sur l'homme peut avoir pour conséquence des lésions de tissu, une commotion nerveuse plus ou moins prolongée, la mort apparente et la mort réelle.

Les blessures occasionnées par le tonnerre s'observent particulièrement à la tête : dans la majorité des cas, le crâne est fracturé et la substance du cerveau profondément altérée dans sa texture. Vous concevez que l'état de ceux qui présentent de tels désordres est absolument sans ressource.

La commotion n'est, à proprement parler, que le premier degré de l'asphyxie ou *sidération* par la foudre. Le sujet frappé perd dans un instant indivisible tout sentiment, et tombe sans avoir rien vu, rien entendu, sans avoir eu la conscience du danger qui le menaçait. Ce n'est qu'après un temps plus ou moins long qu'il revient à lui et peut se rendre compte de ce qui lui est arrivé. Dans la sidération par la foudre, l'électricité atmosphérique agit, comme dans le cas précédent, sur l'ensemble du système nerveux ; mais les troubles qu'elle détermine dans l'innervation sont portés si loin, que l'exercice de tous les phénomènes vitaux se trouve

(1) Marc, ouv. cit. — Bégin, dict. de méd. et de chirurg. prat.

anéanti; le sujet meurt sur le coup, ou présente au moins toutes les apparences de la mort.

Les mesures à prendre pour se soustraire à l'action de la foudre devraient être connues de tous et particulièrement des habitans des campagnes, qui font, dans bien des circonstances, tout le contraire de ce qu'il faut pour éviter le danger. M. Arago, dans sa notice sur le tonnerre, a résumé de la manière suivante tout ce qu'il importe de savoir sur ce sujet: (1)

On peut être frappé de la foudre au milieu d'une plaine découverte; mais le danger est plus grand encore lorsqu'on se trouve placé sous un arbre, qui, comme tous les objets élevés, a la propriété d'attirer le météore. Le docteur Winthorp concluait de cette double remarque, que lorsqu'on est surpris en rase campagne par un orage, ce qu'on peut faire de mieux, c'est de se placer à une petite distance (de 5 à 12 mètres) de quelque grand arbre. Franklin approuvait ce précepte. Il est évident qu'ici l'arbre ou tout autre objet élevé fait l'office d'un paratonnerre.

La foudre ne tombe jamais sur un individu sans attaquer particulièrement les parties métalliques de ses ajustemens; on peut donc admettre que ces parties augmentent le danger d'être foudroyé. Le fait suivant vient à l'appui de cette opinion: le 21 juillet 1819, le tonnerre tomba sur la prison de *Biberac* et alla frapper, *au milieu de* 20 *détenus*, un chef de brigands *qui était enchaîné par la ceinture*.

Lorsque la foudre tombe sur des hommes ou des animaux placés les uns à la suite des autres, c'est aux deux extrémités de la file que ses effets sont généralement les plus intenses.

Cette proposition est démontrée par une foule de faits et notamment par celui-ci: le 22 août 1808, la foudre tomba sur une maison de *Knonau*, en Suisse; *cinq enfans* lisaient assis sur un banc, dans une pièce du rez-de-chaussée; le *premier* et le *dernier* tombèrent raide morts; les trois autres en furent quittes pour une violente commotion.

Il y a danger, en temps d'orage, de courir à pied ou à cheval;

(1) Annuaire du bureau des longitudes pour l'année 1838.

il faut également éviter de se trouver dans un courant d'air. — Tout ce qui amoindrit la densité de l'air en un point donné tend à y attirer la foudre; or, un homme qui court laisse derrière lui un espace où l'air est raréfié; à parité de circonstances, cet espace sera donc celui où les coups de foudre deviendront les plus imminens.

Il faut éviter, en temps d'orage, de se réunir dans les églises pour y faire des prières en commun; outre que les clochers attirent la foudre, tout porte à croire que le danger d'être frappé du tonnerre dans un lieu quelconque augmente avec le nombre de personnes qui s'y trouvent réunies.

Plusieurs faits démontrent que l'usage de sonner les cloches, dans l'intention de dissiper les orages, est également dangereux. L'histoire de l'Académie des Sciences nous apprend que durant la nuit du 14 au 15 avril 1718, dans l'espace compris entre *Landernau* et *St.-Pol de Léon*, le tonnerre tomba sur 24 églises, *et précisément*, dit Fontenelle, *sur celles où l'on sonnait pour l'écarter*. L'auteur qui transmit ces détails à l'Académie, ajoutait: *des églises voisines, où l'on ne sonnait pas, furent épargnées.*

Il y a quelques raisons de croire que les granges remplies de grains et de fourrages sont plus fréquemment frappées de la foudre que les autres espèces de bâtimens; ce qui paraît devoir être attribué à un courant ascendant d'air humide qui prend sa source dans la récolte mise en magasin avant d'être parfaitement sèche.

Le seul moyen certain de mettre les habitations à l'abri des ravages de la foudre, est d'y placer un paratonnerre convenablement établi et jouissant d'une sphère d'action assez étendue pour préserver tout l'édifice.

Lorsqu'en temps d'orage, on se trouve dans une maison non munie de cet appareil, on doit, d'après Franklin, éviter le voisinage des cheminées, à cause de la suie qui les tapisse intérieurement et de la propriété que cette suie partage avec les métaux, d'être un des corps sur lesquels le météore se dirige de préférence.

Il veut, par la même raison, qu'on s'éloigne autant que possible des métaux, des glaces (à cause de leur tain) et des dorures. Le mieux, dit-il, est de se tenir au milieu de l'appartement; mais il faut excepter le cas où l'on aurait un lustre ou une lampe au-dessus de la tête.

Des météorologistes affirment que la foudre ne frappe jamais *la face nord des édifices*. Suivant eux, c'est au sud-est surtout qu'on doit la redouter.

Il ne faut jamais, en temps d'orage, se tenir auprès de tuyaux de conduite des eaux pluviales et ménagères.

Telles sont les précautions à l'aide desquelles on cherche à conjurer les funestes effets de la foudre; si elles ne suffisent pas toujours pour éviter les atteintes du météore, c'est qu'il n'est pas donné à l'homme de maîtriser les élémens et de neutraliser leur influence dans tous les cas.

Les moyens de rappeler à la vie les individus en état de commotion ou de mort apparente par l'effet de la foudre, doivent, en général, être puisés dans la classe des stimulans que nous avons examinés à l'occasion du rétablissement des fonctions nerveuses chez les noyés. Le docteur Curry préconise surtout l'électricité, comme étant de tous les excitans celui qui, dans ce cas, doit avoir les résultats les plus avantageux, et fonde sa recommandation sur le fait suivant: des poulets privés de sentiment et de mouvement par des chocs électriques d'une grande intensité, imprimés à la tête et à la poitrine, furent tirés de cet état et rappelés à la vie par l'effet de petites décharges dirigées vers les mêmes parties. Quoi qu'il en soit de la valeur de ce moyen, qui, je crois, n'a jamais été expérimenté chez l'homme, son efficacité n'est probablement pas comparable à celle de bains de terre, dont les bons effets ont été constatés par de nombreuses observations en Silésie, en Pologne et en Russie. Voici comment le conseil supérieur de santé de Berlin s'exprime à ce sujet:

Lorsqu'un individu frappé de la foudre est dans un état de mort apparente, il faut le dépouiller de ses vêtemens, et le déposer dans une fosse horizontale, assez longue pour l'y étendre commodément; cette fosse doit avoir six pouces de profondeur en sus de l'épaisseur du corps de l'asphyxié; le sujet sera couché sur le dos, la tête plus élevée que les extrémités inférieures; on recouvre le corps de quatre ou cinq pouces de terre, en ayant soin que la face reste entièrement libre. On le laisse ainsi pendant quelque temps, en jetant souvent de l'eau froide au visage. L'expérience a prouvé que pour peu qu'il reste encore un reste de vie, l'asphyxié se ranime au bout d'une à trois heures au plus; si après ce tems écoulé, il ne se manifeste aucun signe de vie, on peut en conclure que l'action de la foudre a été assez violente pour déterminer, dès le principe, une mort absolue.

Les bains de fumier paraissent avoir la même action que les bains de terre.

Les individus foudroyés présentent quelquefois des symptômes de congestion cérébrale ou d'engorgement du poumon qu'il faut combattre par les moyens que je vous ai déjà indiqués.

ASPHYXIE DES ENFANS NOUVEAU-NÉS.

Bien que les soins à donner aux nouveau-nés soient particulièrement du domaine des gens de l'art, il peut se présenter telle circonstance où ce serait pour vous un devoir de secourir un enfant naissant en danger de perdre la vie par suite d'accidens asphyxiques. Il vous importe donc de connaître les principaux remèdes à employer en pareil cas.

L'asphyxie, chez les nouveau-nés se présente sous deux formes distinctes: tantôt l'enfant, en venant au monde, offre une paleur très-prononcée, une langueur, une flaccidité extrêmes ; il se refroidit rapidement et pousse à peine quelques cris; la respiration est plus ou moins complétement suspendue et les battemens du cœur imperceptibles (*asphyxie syncopale*); tantôt les accidens sont dus à l'impossibilité du renouvellement du sang, à sa stase dans l'économie. Non-seulement, dit Dugès, le sang est alors privé de ses élémens vivifians, il est encore en plus grande quantité dans les vaisseaux de tout le corps, ou seulement dans une partie de ces organes, dans le cerveau en particulier; de là, rougeur universelle, gonflement et couleur violacée de la face, injection des yeux; raideur des membres, convulsions, etc. (*asphy-xie apoplectique*).

Il est bien évident [que des états aussi différens ne peuvent être combattus par les mêmes moyens. Dans l'asphyxie syncopale, il faut lier le cordon aussitôt après sa section, afin de prévenir toute perte de sang de la part du fœtus; faire des frictions stimulantes sur le dos, la poitrine, la plante des pieds, la paume des mains; plonger l'enfant dans un bain chaud, exciter les narines avec l'éther ou l'acali volatil; débarrasser avec soin l'intérieur de la bouche des mucosités qui peuvent s'y trouver; appliquer de petites ventouses sur les mamelons, établir une respiration arti-ficielle, ou pratiquer l'insufflation pulmonaire. Dans l'asphyxie apoplectique, il faut laisser couler du cordon ombilical une ou deux cuillerées de sang, s'efforcer d'éveiller l'action des poumons et du cœur, immerger les membres inférieurs dans un bain chaud, et si ces moyens ne font pas disparaître les symtômes de conges-tion cérébrale, appliquer une ou deux sang-sues derrière chaque oreille.

Ces moyens doivent être continués sans interruption pendant une heure et plus.

Ici se terminent, messieurs, les considérations que j'avais à vous présenter sur les différentes espèces d'asphyxie; j'aurais pu me borner à l'exposé pur et simple des moyens curatifs appli-cables à chacune d'elles; mais j'ai cru plus utile d'agir comme je l'ai fait, au risque de vous retenir plus long-temps. En passant en revue les divers poins de l'histoire des asphyxies, susceptibles de fournir des applications pratiques, en vous initiant au mode d'action des nombreuses méthodes thérapeutiques qui leur sont applicables, je vous ai mis en état de décider, en connaissance de cause, quand et comment elles doivent être employées, de pré-ciser les cas où elles peuvent être utiles, et ceux assez fréquens où elles sont contre-indiquées. Vous avez, en conséquence, par devers vous toutes les données nécessaires pour faire un choix rationnel parmi les moyens de traitement et pour vous arrêter à ceux que les circonstances exigeront. Cette manière d'envisager l'histoire des asphyxies a nécessité de ma part des développemens que je n'avais pas prévus tout d'abord, et qui m'ont entrainé bien au-delà des limites que je m'étais moi-même assignées; vous déciderez, messieurs, si en m'engageant dans la voie que j'ai cru devoir suivre, j'ai convenablement rempli ma tâche et approché du but où tendaient mes efforts.

FIN DE LA PREMIÈRE PARTIE.

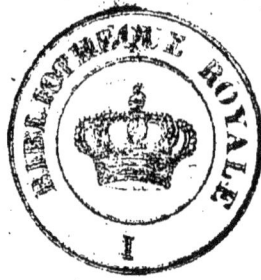

www.ingramcontent.com/pod-product-compliance
Lightning Source LLC
Chambersburg PA
CBHW071239200326
41521CB00009B/1538